孕产
育儿百科

YUNCHAN
YUER BAIKE

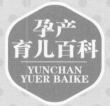

健康月子

路博超◎主编

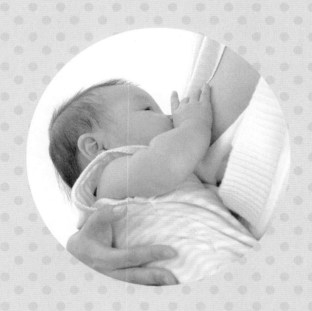

青岛出版社
QINGDAO PUBLISHING HOUSE

图书在版编目（CIP）数据

孕产育儿百科·健康月子/路博超主编 . –– 青岛：青岛出版社，
2018.7
ISBN 978-7-5552-7269-4

Ⅰ . ①孕… Ⅱ . ①路… Ⅲ . ①产褥期 – 妇幼保健 – 基
本知识 Ⅳ . ① R714.6

中国版本图书馆 CIP 数据核字（2018）第 154329 号

《健康月子》编委会

主　编　路博超

编　委　胡小燕　张　靖　王海玲　郝小峰　顾　勇　顾　菡　汤仁荣　陈丽娟
　　　　崔雪梅　孔劲松　陈建军　郝云龙　王业波　梁学娟　王泽宇　王　云

书　　名　孕产育儿百科·健康月子
　　　　　YUNCHAN YUER BAIKE · JIANKANG YUEZI

出版发行　青岛出版社
社　　址　青岛市海尔路 182 号（266061）
本社网址　http://www.qdpub.com
邮购电话　13335059110　　0532-68068026
责任编辑　徐　瑛　E-mail：546984606@qq.com
特约审校　晟　铭　李　军
插图宝宝　赵梓烨等
插图设计　顾　勇
封面设计　周　飞
制　　版　青岛乐喜力科技发展有限公司
印　　刷　青岛乐喜力科技发展有限公司
出版日期　2018 年 8 月第 1 版　2018 年 8 月第 1 次印刷
开　　本　20 开（889mm×1194mm）
印　　张　12
字　　数　200 千
图　　数　279 幅
印　　数　1–15000
书　　号　ISBN 978-7-5552-7269-4
定　　价　39.80 元

编校质量、盗版监督服务电话：4006532017　0532-68068638
建议陈列类别：孕产妇保健

第一章

有备无患，轻松迎接宝宝的降临

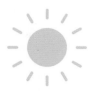

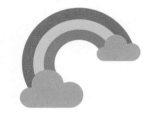

第二章

月子第1周——恢复身体的关键时期

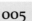

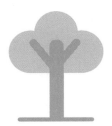

第三章

第 2 周——重点预防腰酸背痛

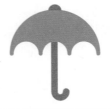

第四章

第 3 周——继续恢复身体机能

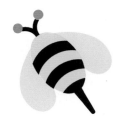

第五章

第 4 周——开始调理老毛病

第六章

第 5 周——体味做妈妈的美妙

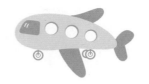

第七章

第 6 周——画上月子的圆满句号

第八章

特效月子餐，美味、健康兼得

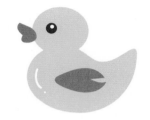

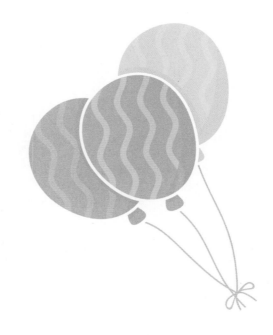

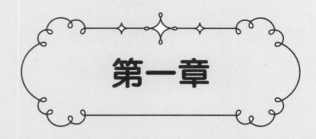

第一章

有备无患，轻松迎接宝宝的降临

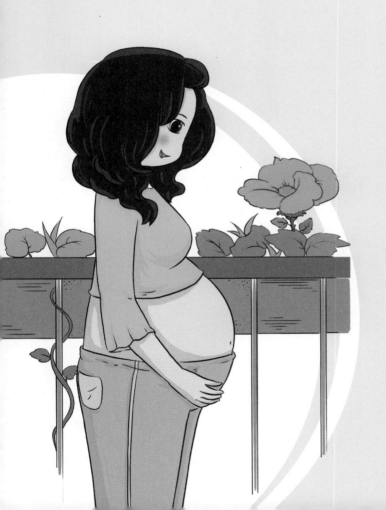

月子坐得好，幸福跟着跑

月子需要坐多久

十月怀胎，新妈妈终于迎来了期盼已久的小天使，经过一朝分娩的痛苦折磨，新妈妈的身体需要一段时间才能复原。一般来说，从胎盘娩出到全身各器官（除乳房外）恢复，或接近未孕状态的时间需要约42天，这一时期称为"产褥期"，俗称"月子"。

古人坐月子讲究"弥月为期，百日为度"，这里的"弥月"指的是产后1个月，即小满月，"百日为度"指的则是坐月子不能超过100天。

民间传统的中式月子从宝宝出生之日算起，一般持续1个月的时间。现在我们提倡月子应坐足42天（6周），也可以与产褥期对应，延长至产后8周。

> · **幸福叮咛** ·
>
> 坐月子并非中国特色的传统陋习，新妈妈应对某些学者发表的不负责任的言论有清醒认识。

月子是重要的生理恢复期

女人是娇美的花儿，花开一世，最美的三个时期也是最重要的三个时期——月经初潮、怀孕分娩、停经更年，这其中尤以分娩之后月子期为重中之重。女人想要在分娩之后一如既往地美丽动人，就不能忽视这短短的42天了。

长达280天的孕期，不仅孕育出一个可爱的宝宝，新妈妈身体的各个系统（如生殖系统、消化系统、排泄系统）也发生了一系列相应的变化，其中生殖系统变化最为明显，子宫、乳房、阴道等都为宝宝的出生及之后的哺育做好充足准备。

分娩之后，新妈妈的乳房需要分泌乳汁，子宫需要复原，膈肌需要下降，身体的各个系统需要慢慢恢复产前的正常状态。这一时期新妈妈是否得到充足的休息，饮食是否科学合理，日常护理是否得当，心情是否愉悦，对于身体恢复来说至关重要。如果调养得当，身体自然恢复得快，并且不会留下后遗症。如果调养不当，不仅会使得身体各个系统迟迟得不到恢复，还会留下四肢畏寒、腰酸背痛等无穷后患。

把身体的毛病"坐"掉

⊛ 为新妈妈的身体做诊断

经过漫长的艰苦孕期，新妈妈迎来了小生命的诞生。新妈妈高兴的同时，也会发现自己的身体有着许多不尽如人意的地方。

孕期不仅痛苦地改变了新妈妈们的体型，还带来了许多困扰，如孕期色斑的产生、皱纹的出现；产后的新妈妈们，体力大量消耗，身体虚弱，气血不足，加上孕前许多女性有手脚冰凉、腰酸背痛等现象，幸福的新妈妈们有着说不出的痛苦。

⊛ 月子的温情呵护

坐月子的目的就是让新妈妈不仅能将身体恢复到产前状态，更能通过饮食进补，均衡营养，调节偏差体质，增强免疫力。通过一段时间的月子调养后，新妈妈会惊奇地发现，自己的皮肤一天天红润、细嫩起来，色斑也渐渐淡化。孕前的畏寒怕冷、手脚冰凉也有所改善，长期疲劳产生的神经性头痛也日渐缓解。而且通过正确方式坐月子的新妈妈会发现，自己的身材没有像担心的那样，而是恢复到了产前状态。

新妈妈还会注意到，生宝宝前可能有的头疼、腰痛、风湿等症状，也会得到改善。月子舒适安逸的环境对于新妈妈来说，是难得的休息、调养的良机，让新妈妈紧绷了几个月的神经得以松弛，不仅

带给新妈妈身体上的慰藉，也在很大程度上帮助新妈妈缓解不适。

但在生活、医疗水平快速发展的今天，许多女性的观念发生了转变。越来越多的新妈妈渴望突破传统思想的束缚，而选择更自由、更彰显个性的产后生活方式。

许多新妈妈产后没几天就会回到孕前的生活状态，她们觉得自己已经从孕产的小心翼翼中解脱，而不顾及周围人的劝阻，执意做着自己想做的事情。

现代生活和医疗水平的确为女性生产提供了便利和充足的条件，但女性仍承担着一定的生育风险。可以说，从宝宝健康来到这个世界的那一刻起，新妈妈就面临着全新的考验。

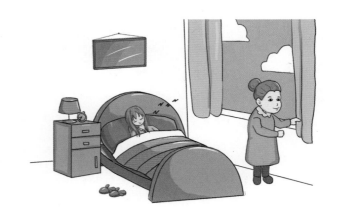

不坐月子，后悔一辈子

⊛ 承担着疾病风险

新妈妈产前负担着胎儿生长发育所需要的所有营养，为了解决这一沉重负担，体内各器官系统都承担了不同程度的压力。子宫肌细胞增值、肥大、变长，心脏负担加重，肺脏负担加重……

小宝宝出生后，新妈妈的子宫、会阴、阴道口需要恢复，子宫缩小，膈肌下降，心脏复原，所有曾做出努力的器官系统都要恢复到产前状态。

新妈妈恢复的关键时期就是月子，如果月子坐得好，就能较快恢复，并且不会留下隐患。如果新妈妈选择不坐月子，或没有认真对待坐月子，身体就会出现强烈抗议。不仅身体恢复得慢，还会造成内分泌的严重失调及内脏下垂。而内脏的运作一旦受到影响，除了会压迫神经产生腰酸背痛、偏头痛外，还会日积月累地诱发许多症状，如内分泌失调、记忆力减退、黑斑、脱发和皱纹等许多未老先衰的症状，甚至会造成更年期的提前来临。

> · 幸福叮咛 ·
>
> 西方月子也有值得我们学习的地方，如学习西方新妈妈们适当运动以促进身体的快速康复，学习她们自由洒脱的性情以保持乐观愉悦的心态。

⊛ 坐好月子很重要

产后一个多月是新妈妈身体恢复的关键时期，坐月子是产后新妈妈整个身心得到综合调养和恢复的过程，如果月子期新妈妈生殖系统、内分泌系统、心理得不到及时、科学的调养与修复，会留下一系列严重的后遗症。

月子期间的身体恢复，不仅是体型体态的复原，更是各器官机能的复原。月子时期的女性身体虚弱，是许多疾病的攻击目标。总之，新妈妈一定要注意健康合理坐月子。

"洋月子"不能随便坐

西方人多以洒脱自由的形象存在于我们的脑海里，就连她们坐月子的方式也为许多现代女性所羡慕，因为西方妈妈生完孩子好像没有禁忌，她们的行为几乎不受约束。那么，她们种种洒脱的月子方式是否适合中国的新妈妈呢？

⊛ 西方月子如何坐

① 月子饮食　西方新妈妈产后并不会因为生了孩子而改变自己的生活方式和饮食习惯。她们会一如既往地钟情于喝凉水，甚至吃冰激凌。滋补效果较好的肉类和鱼类，反被她们认为油腻，而被清淡的水果所替代。

② **生活起居**　如果顺产，西方新妈妈会在24小时后离开医院。如果是剖宫产，她们会在医院多待几天，而一旦回家，她们就会走亲访友，继续产前的生活习惯。

③ **日常护理**　西方新妈妈不会有太多的生活禁忌，她们不仅可以沾凉水、吹冷风，她们的医生甚至会告诉她们：可以用冰袋来降低阴道过度伸展和撕裂所产生的疼痛和浮肿。

④ **宝宝护理**　西方新妈妈不会将宝宝整天存放在温室的摇篮里，而是出院后就会带上宝宝外出，不管是进行超市购物还是社区中心的亲子活动。西方的许多新妈妈产后没有乳汁，她们会采用药物催乳的方式，而不是食疗。

⑤ **个人恢复**　西方新妈妈虽然不坐月子，但她们也有所谓的"产褥期"。她们会在医生的指导下，积极预防产后出血、感染等并发症，促进产后生理功能的恢复。

✺ "精明"取舍东、西方月子

西方人自由不受拘束的观念挑战着我们传统的"坐月子"思想，许多现代女性也越来越追捧这种观念，但我们应该看到西方月子的弊端，以及中国传统月子的精髓。

不管东方还是西方，新妈妈怀孕时身体的变化是相同的，生完宝宝都需要有相应的恢复阶段。不过，由于东、西方饮食及生活习惯的差异，导致了东、西方新妈妈体质上的差别，但无论是怎样的体质，新妈妈们都需要通过调养，排除体内多余的水分和毒素，以及残留在子宫内的垃圾。西方的新妈妈产后不坐月子、不调理，也许短时间内看不出什么问题，实际上已经在新妈妈的体内埋下了健康隐患。她们也许意识不到二三十年后的牙齿脱落，正是因为当年生完孩子的一杯凉水。科学研究发现，西方女性中年后患妇科疾病的概率比我国女要高得多，尤其是乳腺癌。这些现象说明，月子的时效性虽然不那么显著，但它明显地影响到女性后半生的幸福。

总之，中国的传统坐月子思想有着深厚的历史积淀，虽然存在不足之处，但确实也是适合中国新妈妈的健康之道。中国的新妈妈们，应在尊重传统月子的同时，合理吸收西方月子的可取之处。

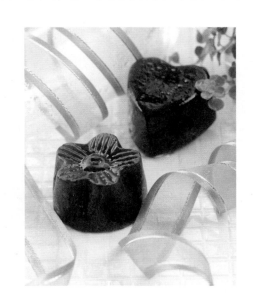

小产、流产后也要坐月子

28岁的李女士结婚3年了，肚子一直没动静，到医院一检查，发现双侧输卵管完全阻塞。经询问，医生发现李女士婚前曾怀孕过一次，结果后来不慎流产，流产后没怎么休息就回单位上班了。李女士觉得很疑惑："我流产后身体一直很正常，月经也没什么变化，为什么会出现这样的问题呢？"

临床发现，输卵管堵塞导致不孕的女性中，约有1/3曾小产或流产过，许多人不了解小产或流产对身体造成的伤害，以为只是小事，有的甚至没几天就回单位上班，不注意小产或流产后的健康护理，从而患上不孕症或各种妇科病。

其实，无论是小产还是流产，之后的调养对女性来说非常重要。因为小产或流产后，孕期一系列生理变化和器官损伤同样需要时间恢复。如果调养得当，则对往后的身体状况不会有什么不良影响；如果不注意调养，则身体健康状态必定走下坡路，不仅易出现腰酸、经痛、白带多等症状，还可能造成习惯性流产，甚至会导致不孕。

因此，小产或流产后也要像顺利分娩那样坐月子，只是时间上可以稍稍短一点。一般来说，小产或流产后至少需要调养2～4周，如果能调养6周则更好。那么，小产或流产后月子里应该特别注意些什么呢？

◉ 注意适当休息

小产或流产后，要卧床休息2～3天，之后再下床活动，逐渐增加活动时间。半个月内，不从事重体力劳动和接触冷水，避免受寒。

◉ 观察出血情况

一般会出现阴道出血的情况，而且会持续1周左右。如果出现出血时间过长、出血量大于平时月经量，甚至伴有下腹痛、发热、白带混浊有异味等异常表现，就要及时就医。

◉ 保持个人卫生

务必要注意保持个人卫生，否则易造成感染。小产或流产后1个月内，要禁止性生活。出血期间，要勤换内衣裤及卫生护垫。半个月内不能盆浴，可在身体状况允许时进行淋浴。

◉ 重视饮食调理

饮食要尽量荤素搭配、营养丰富、种类齐全，适当多吃富含各种维生素、微量元素的食物，如各种新鲜蔬菜和水果、豆类及豆制品、奶类及奶制品、蛋类、肉类、鱼类等。不吃高油、高糖、高盐、辛辣、刺激及生冷的食物。

生活要有规律

养成良好的生活习惯，如早晨多呼吸新鲜空气，参加适当的活动，每天睡眠不少于8小时，每天适当午睡，每餐只吃七八分饱，养成每天定时排便的好习惯等。

坚持做好避孕

小产或流产后，卵巢和子宫等生殖器官的恢复需要时间。一般来说，至少半年后才可再次怀孕，否则易导致再次流产。因此，必须坚持做好避孕，以免在不适合的时间里再次怀孕。

谁来照顾新妈妈

婆婆 PK 亲妈

经历了妊娠和分娩的新妈妈都希望得到安静休养，但因需要哺育小宝宝，常会为宝宝的啼哭、溢奶或奶水不足而焦虑。因此，新妈妈坐月子既关系到自身的康复，又关系到新生宝宝的健康成长，所以新妈妈需要有经验的过来人帮忙照顾月子，从各方面给予关怀和指导，为新妈妈创造一个良好的休养环境，让新妈妈坐个舒心、安心的月子。

婆婆不是洪水猛兽

婆媳矛盾堪称世界第一普遍矛盾，受很多电视、电影的影响，新妈妈听说婆婆来照顾月子，常会产生世界末日的感觉。其实，婆媳关系只是人际关系的一种，大可不必妖魔化。新妈妈只要拿出自己的孝心、爱心、真心、平常心，一定能换来与婆婆的和平相处。

作为至亲的长辈，婆婆是新妈妈值得尊敬、孝顺、爱护的人，对其要怀着感恩的心理，而不

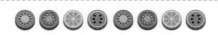

·幸福叮咛·

所谓小产，指怀孕 24 周前胎死腹中；按世界卫生组织的标准，小产一般死胎在 500 克以下。

所谓流产，指怀孕 28 周前中断，胎儿体重不足 1000 克；发生在怀孕 12 周以内的流产，称为早期流产；发生在怀孕 12 ~ 28 周的流产，称为晚期流产；流产又分为自然流产、人工流产及药物流产。

无论是小产还是流产，都会对女性的身体造成伤害，因此请务必像顺利分娩坐月子一样调理，当然时间可以稍稍短一些。

是排斥。婆婆是自家人，相处时真诚最重要，不要当面一套、背后一套，婆婆几十年的生活经验会让这些把戏无处藏身。和婆婆发生不愉快，不要耿耿于怀，有人的地方就有是非，何况天天相处，大事化小、小事化了才能淡化矛盾。

亲妈的利与弊

亲妈了解新妈妈的脾气性格、饮食偏好、生活习惯，与婆婆相比，对新妈妈的疼爱更胜一筹，这些都是亲妈照顾月子的优点。不过，亲妈照顾月子也有很多弊端，比如亲妈会时常拿出家长作风让新妈妈乖乖听话，妈妈的话就是正确的，不容反驳。相反，溺爱生害，有的亲妈不舍得自己的女儿受委屈，新妈妈想怎么样都可以，过度放纵新妈妈的饮食起居，结果造成很多不必要的麻烦。

新爸爸是好帮手

坐月子不是新妈妈一个人的事情，新爸爸在照顾好小宝宝的同时，也要细心照顾好新妈妈，让新妈妈有充足的时间来调理身体。简单来说，新爸爸照顾新妈妈尤其要注意以下几个方面。

多关心新妈妈的心理

生完小宝宝后，有些新妈妈抑郁反应很强烈，发生临床常见的"情绪感冒"——产后抑郁症。新妈妈常呆坐无语，无故哭泣，自责不已，总觉得没有照顾好小宝宝，并伴有失眠、易倦、食欲差、性情暴躁等症状。这一时期，新妈妈对新爸爸的态度非常敏感，且常对新爸爸表示不满。因此，新爸爸应给予新妈妈更多的理解、支持和爱护，同时应经常与新妈妈进行情感交流，多听听新妈妈的抱怨和倾诉。

好好照料新妈妈的生活

新妈妈刚生完小宝宝，当前的头等大事是休养生息。在月子期里，新爸爸要特别留意新妈妈的饮食营养。如食物一定要新鲜、卫生、可口、美味，最重要的是营养丰富、均衡；轮流为新妈妈烹饪排骨、鸡、鱼、豆腐等营养丰富的食物，多煲汤，以利于新妈妈的乳汁分泌；多准备一些新鲜水果和蔬菜，尽量挑选水分多、维生素丰富的蔬果，如西瓜、橙子、葡萄、西红柿等。

新爸爸要留意新妈妈的居室环境。新妈妈居住的房间，室温最好在22℃左右，湿度在

·幸福叮咛·

新妈妈不要有先入为主的心理，认为亲妈胜过婆婆或婆婆比亲妈强，新妈妈需要做的是与妈妈或婆婆一起努力坐好月子，照顾好小宝宝。

60%～66%，保持房间空气自然流畅，在卧室加装薄纱窗帘使居室光线柔和，还要尽量保持安静。新爸爸要协助新妈妈搞好个人卫生，如新妈妈排汗量大，应该勤换衣裤、勤晒被子。新爸爸要安排好亲友的来访。新妈妈月子里最好谢绝探访，以保证新妈妈有平稳的情绪、充分的休息；满月后要注意，一次来访的客人不宜过多，2～3人即可，探访的时间尽量短，10～20分钟为宜。

◉ 陪新妈妈科学锻炼

新妈妈产后易引发"生育性肥胖症"，新爸爸在注意新妈妈合理饮食的同时，要督促新妈妈科学锻炼。如可以陪新妈妈到阳台晒晒太阳，到花园散会儿步；新爸爸主动学习一些新妈妈月子里的锻炼技巧、恢复操，陪伴和帮助新妈妈合理锻炼，新爸爸要注意不能让新妈妈过度劳累。

保姆、月嫂还是月子中心

保姆是传统意义的家庭料理师，月嫂是品质生活的开拓者，她们在产妇和婴儿的照顾方面有着不同的职能倾向，月子中心更是耳边的新鲜名词，具体要怎样选择，新爸爸、新妈妈要根据具体情况仔细考虑。

保姆、月嫂、月子中心的优势和不足

选择	职能倾向及专业素养	存在不足
保姆	a.能很好地减轻新妈妈的负担，洗衣做饭，在家务料理方面有着充足的经验，可以包揽全部的家务。 b.有过带孩子的经历，知道简单的婴儿护理，但专业性较低，费用也较低。	a.文化水平较低，专业育儿知识缺乏，关于婴儿的营养搭配和产妇的月子餐，需要有新妈妈和家人的耐心指导。 b.由于自身素质存在的差异，保姆的个人卫生可能不尽如人意，新妈妈要多注意宝宝的护理。 c.做家务占据了大部分时间，缺乏和新妈妈的有效沟通，易产生生活摩擦。
月嫂	a.主要照顾产妇和婴儿，有专业的育儿知识，能解决新妈妈的后顾之忧，更能实际地教会新爸爸、新妈妈育儿经验。 b.与新妈妈之间有很好的育儿沟通，雇佣结束时，可很好地完成与新爸爸、新妈妈的育儿交接。	a.专注于产妇和婴儿的照顾，家务方面可能不完善。 b.有些月嫂虽然经过专业培训，但因自身条件等问题，仍存在许多不合格之处。 c.有些机构为了赚取月嫂的高额费用，并未进行专业培训。 d.费用相对保姆要高出一至两倍。

续表

选择	职能倾向及专业素养	存在不足
月子中心	a.新妈妈坐月子的专业场所，不仅有完善的设备、制度，更有专业的医生、护士和营养师。 b.新妈妈可以专心于自身的恢复和调养。在享受有了宝宝乐趣的同时，还能学习养育宝宝的知识。 c.宝宝能得到专业的身心护理。	a.有些新妈妈专注于身心的调养和自己体型的恢复，容易忽略自己和宝宝的情感交流。 b.妈妈把宝宝完全交给护士照料，从月子中心回家后，对于怎么照顾宝宝还是一筹莫展。 c.月子中心对产妇来说毕竟是个完全陌生的地方，新妈妈很难产生安全感，原本就容易波动的情绪需要合理调节。 d.昂贵的价格，对很多家庭来说都是不小的经济负担。

❋ 如何选择合适的保姆

保姆的选择，新爸爸、新妈妈一定要亲自把关，而且不能只靠运气，要能"慧眼识英雄"。一个好的保姆要能具备以下两点特质：

❶ 保姆的专业素养要靠谱。保姆要面对的是处于特殊时期的产妇和娇嫩的新生儿，所以她的文化水平不能太低，一个教育水平相对较高，且有着基本育儿知识的保姆，会把自己的知识很好地运用到育儿过程中，而这对婴儿是有益的。

❷ 保姆的性情要温和。新生儿的照顾需要绝对的细致和耐心，只有性情温和的人才能做到这些。没有耐心、性格急躁的保姆不仅做不到全面细致，更有可能会对婴儿幼小的心灵造成伤害。

对保姆的选择，新爸爸、新妈妈要亲自面试，在面试过程中可以通过以下几个方面进行综合评价。

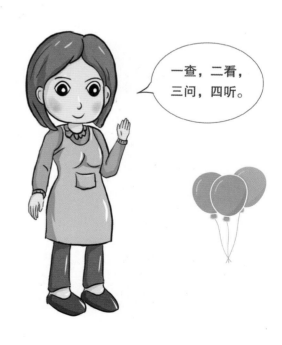

一查，二看，三问，四听。

一查。不管是家政公司推荐的人选还是自己物色的，首先要查看保姆的专业培训证书，这是检验保姆是否合格的最基本保证。

二看。保姆要跟新爸爸、新妈妈相处一段时间，一个合眼缘的人在日后的相处中会减少许多不必要的摩擦。保姆要长得大方、健康，同时要注意看她是否有良好的卫生习惯。

三问。首先要问年龄，三十岁至四十岁的保姆比较合适，因为这个年龄段的人有育儿经验，而且时间、精力也相对比较充裕。其次要问一下保姆的学历、经历、人际关系、育儿经验方面的问题，要全面对她进行了解。

四听。要从保姆的言语中判断她的个人素养和专业素质。一个开口就谈工资，说什么都会而对具体问题却躲躲闪闪的保姆是必须拒绝的。

·幸福叮咛·

对于月嫂的聘用，家人一定要达成共识，如果存在争议，那势必会在日后的生活中产生不必要的摩擦，不仅不利于家庭和睦，更会影响新妈妈的心情。

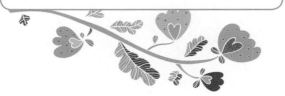

好月嫂的 4 大标准

月嫂的专业素养，不仅解决了新妈妈安心做月子的后顾之忧，更为宝宝的全面健康成长提供了良好的开端，那如何才能找到适合自己的好月嫂呢？

❶ 要选择一家正规的家政公司。要先查看公司的营业资格和其人员的从业资格，然后就服务的具体细则签订一份合同，使服务的具体内容、收费标准、违约及事故责任等有据可依。

❷ 要知道自己要什么。在找月嫂之前，应先明确自己的要求，把自己的想法及时与家政公司沟通，这样他们才能推荐合适的月嫂。

❸ 要做好对月嫂的了解。正规家政公司的月嫂都有着自己的档案，要认真查看她的相关证件，包括身份证、从业资格证、健康证、体检证明等，以及相关的从业经历和从业经验。月嫂上岗前最好能进行一次面试，综合审查她的专业性和人品、性格。

❹ 要与月嫂及时沟通。月嫂的任务是照顾好产妇和婴儿，但来到一个新家庭，月嫂并不知道新妈妈的习惯和忌讳。对于月子期间容易烦躁上火的新妈妈来说，及时与月嫂沟通，是保持心情愉快的一个重要方面。把自己的喜好和要求明确告诉月嫂，不要不好意思，这样才能避免日后生活的许多摩擦。

◉ 月子中心的选择技巧

月子中心是一个崭新的行业，大多数人对它并不是非常了解，许多条件不错的家庭想选择月子中心，却也不敢贸然行动，生怕把钱花错地方。这就要求新妈妈在选择月子中心前，必须要先对它进行了解和评估。

专业性。 首先要查看月子中心是否有正规的营业执照，其营业范围是否包括"月子护理"一项。然后看公司是否有专业的妇产科医师、小儿科医师、中医师、营养师、二十四小时护理师以及接送宝宝注射疫苗的专车。

周到性。 一个好的月子中心会为客户提供独立套房，包括个人卫浴、空调等设备，有完善的膳食调养制度，特殊的产后保养技术，专业的儿童护理中心。能提供全套的洗漱用具和产后护理用品，以及婴儿服、奶瓶、奶粉等全套婴儿用品。此外，还需要有完善的安防系统。

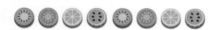

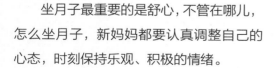

· 幸福叮咛 ·

坐月子最重要的是舒心，不管在哪儿，怎么坐月子，新妈妈都要认真调整自己的心态，时刻保持乐观、积极的情绪。

合理性。 舒适的环境、高素质的人员服务及专业的设备管理是评价一个月子中心的关键，但新爸爸、新妈妈在选择时，也要根据价格和实际情况来判断其性价比。还可以通过跟老顾客交谈，听取一下大家的意见、评价，进行全方面判定。

自主性。 可能有很多新爸爸、新妈妈听周围的人说，月子中心多么好，然后就心动了。去不去月子中心是自己的事，不能盲从，要根据自己的实际情况来定夺。如果家里的老人可以照顾得很好，或者能联系到有经验的月嫂，不一定非要去月子中心。最关键的还是价格问题，月子中心专业的服务可不是小数目的付出就能享受的，去之前要先考虑一下价格是否能接受。

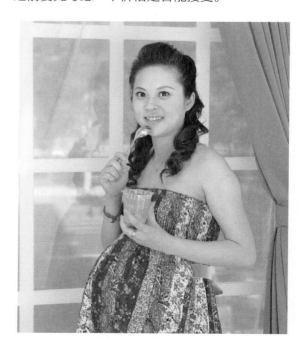

充分准备迎战月子

🍊 心理准备很重要

孕育一个健康的小宝宝是每个准妈妈的愿望，孕期的准妈妈开始沉浸在喜悦和幸福中，却容易忽略：宝宝的分娩对于新妈妈来说是件亦喜亦忧的事情，需要做好充足的心理准备。

心理准备不像物质准备那样具体，但却马虎不得，准妈妈要利用好孕期的充足时间，来合理调整自己的心态，以便更好地应对产后多种状况的发生。

首先，准妈妈在怀孕期间就要定好自己的月子方向，是走传统路线，还是选择现代风；是母乳喂养，还是依靠奶粉；在照顾月子的人选上，也要事先决定好，是听从妈妈、婆婆的，还是请个保姆或月嫂，甚至是自学成才，自己做总指挥……最好能把月子中可能出现的问题都梳理一遍，做到心中有数，这样就不容易出现不必要的困扰。

其次，准妈妈要修炼"明修栈道，暗度陈仓"的心态。月子中可能有很多突发问题出现，妈妈们要秉承"家和万事兴"的方针，对于各种意见不统一的情况，要能把"和"字摆在首位。尤其是在妈妈和婆婆跟自己有不同意见时，要能想到，长辈们毕竟是来帮忙的，要体谅她们的辛苦，尽量做到心平气和地沟通，如果实在不行，就做表面应承，然后暗地实施自己的小方案。

最后，准妈妈要相信自己。相信自己肯定是一个好母亲，能养育出一个健康聪明的小宝宝。要告诉自己，照顾宝宝势必会面对很多问题，但这些问题都是暂时的，没什么大不了的事，自己一定能很快克服，找出最合适的照顾宝宝的方法。

🍊 营养准备不可少

新妈妈月子里不仅要通过科学膳食促进身体恢复，而且要通过加强营养，保证有充足的乳汁哺育宝宝。那么，新妈妈到底要做哪些营养准备呢？

· 幸福叮咛 ·

心态的调整不是一两句话就能解决的，准妈妈要能根据自己的性格特点，力求多方面协调解决。如果喜欢自己的主张多一些，那就事前跟家里的老人商量好，让他们尽量减少意见；如果只想让月嫂或老人操心月子，那就做个甩手掌柜，认真听取就好。总之，不管是追求完美的准妈妈，还是怎样都行的乐观派，调整好心态最重要，而这件事，主要还是要靠自己。

☆热能

新妈妈的热能需要量比正常女性增加约25%。新妈妈哺乳期应在原有基础上增加约800千卡的热量。由此可见，新妈妈月子里增加营养的必要性，倘若新妈妈营养不良，会直接减少乳汁分泌量。

☆脂类

脂类与宝宝脑发育有关，尤其类脂质对于中枢神经系统发育特别重要。必需脂肪酸有增加乳汁分泌的作用，所以新妈妈应适当多食用一些人体必需脂肪酸含量多的植物油。

☆蛋白质

新妈妈膳食中蛋白质供应不足，将影响乳汁分泌。蛋白质还能有效愈合新妈妈的伤口，减轻疲劳感。新妈妈应在正常蛋白质供给量的基础上，每日增加蛋白质20～30克。

蛋白质的食物来源

动物性食品	猪肉、牛肉、羊肉、鸡肉、鸭肉、鱼肉、虾
豆类及其制品	大豆、豆腐、豆浆
奶类及其制品	牛奶、羊奶、酸奶、奶酪
蛋类	鸡蛋、鸭蛋、鹅蛋、鸽子蛋、鹌鹑蛋

☆矿物质

钙、铁、铜、锌、碘等矿物质对于新妈妈来说最值得注意，因为哺乳期新妈妈体内这些矿物质很容易缺乏。

a.钙：新妈妈哺乳期通过乳汁分泌而损失大量的钙，如果膳食中钙的含量不足，新妈妈体内骨骼组织中的钙就要被动用，久之新妈妈就会因缺钙而患骨质软化症，出现腰酸背痛、牙齿松动等症状。

钙元素的食物来源

动物性食品	小虾皮、骨头、鱼类、贝类
蔬菜	雪里蕻、油菜、芹菜叶、海带、紫菜、豇豆、小白菜
豆类及其制品	大豆、豆腐、腐竹、黑豆、青豆
蛋奶类	蛋黄、牛奶、奶酪、干酪、优酪乳
坚果类	花生、杏仁、西瓜子、榛子、芝麻

b.铁：铁元素是人体重要的造血原料。新妈妈产后气血亏损、体质虚弱，有可能出现缺铁性贫血。因此，新妈妈膳食中要特别注意补铁。

铁元素的食物来源

动物性食品	动物肝脏和肾脏、瘦肉、鱼、虾、牡蛎、蛤蜊
蔬菜	大白菜、西红柿、青豌豆、马铃薯
坚果类	开心果、葵花子、花生、栗子、核桃
其他	海藻、芝麻、蛋黄、豆类、葡萄干

c.锌：锌元素是人体合成多种酶的催化剂，一旦缺乏会导致人体内的细胞活性降低，人体免疫力下降，给病毒以可乘之机。研究发现，新妈妈哺乳的前3个月，母体锌的需求量比较大，而营养良好与营养不良的新妈妈，乳汁中锌的含量有明显差异。

锌元素的食物来源

动物性食品	动物肝脏、瘦肉、牡蛎、鲱鱼、鲜赤贝
蔬菜	萝卜、茄子、白菜、冬菇、马铃薯
谷物	糙米、玉米、小米、高粱
坚果类	葵花子、南瓜子、核桃

d.碘：碘是体内甲状腺激素合成的基本原料，缺碘可致甲状腺激素的合成和分泌减少。甲状腺激素可促进蛋白质的合成并促进宝宝生长发育，在人体的生长发育及生命活动的全过程中至关重要。新妈妈体内缺碘，会影响宝宝的智力和精神发育。

碘元素的食物来源

动物性食品	鲜带鱼、干贝、海蜇、海参、肉类、淡水鱼
蔬菜	海带、紫菜、发菜、苔菜
蛋奶类	蛋类、奶类

☆维生素

新妈妈膳食中摄取的多种维生素对保持乳汁营养成分稳定，维护新妈妈健康，促进乳汁分泌有重要作用。

a.维生素A：参与人体内的抗体产生，有助于维持免疫系统功能正常，提高人体对呼吸道感染疾病的抵御能力。

维生素 A 的食物来源

动物肝脏	猪肝、羊肝、鸡肝、鸭肝、鹅肝、鱼肝油
蔬菜	胡萝卜、南瓜、红心甜薯、菠菜
水果	柑橘、香蕉
蛋奶类	蛋黄、奶油

b.B族维生素：这一大家族中包括了维生素B₁、维生素B₂、维生素B₆、维生素B₁₂、烟酸、泛酸、叶酸等成员，它们是推动人体新陈代谢，将三大营养素（糖类、脂肪、蛋白质）转化成热量时不可缺少的物质。新妈妈如果缺少了它们则会引起代谢障碍，出现食欲减退、精神萎靡等症状。

B 族维生素的功效及食物来源

名称	功效	食物来源
维生素B₁	促进血液循环，促进食欲，延缓衰老，预防脚气病	糙米、鸡蛋、动物肝脏、坚果、黄豆、豌豆、花菜、甘蓝、海带、芦笋
维生素B₂	帮助红细胞形成，预防贫血；缓解眼睛疲劳；促进维生素B₆的吸收	蛋黄、鱼、猪肉、牛肉、鸡肉、鸭肉、牛奶、酸奶、奶酪、菠菜、海带、蘑菇
维生素B₆	降低血液中的胆固醇含量；参与抗体的合成，有助于提高人体免疫力	糙米、肉类、鱼类、动物肝脏、蛋类、葵花子、核桃、花生、胡桃、胡萝卜、马铃薯、哈密瓜、香蕉、枇杷、苹果
维生素B₁₂	有助于防治贫血，维持正常的消化功能和食欲，防止神经损伤	蛤蜊、鸡蛋、鱼类、动物肝脏和肾脏、牛奶及奶制品、海带、大豆及豆制品

d.维生素C：可促进干扰素的产生，抑制病毒的增长，同时参与免疫球蛋白的合成。维生素C还具有很强的抗氧化能力，可以保护其他抗氧化剂免遭破坏，如不饱和脂肪酸、维生素A、维生素E，与它们通力合作，降低人体被自由基伤害的风险。新妈妈补充丰富的维生素C，还可以促进脂肪和类脂的代谢，提高机体对铁、钙和叶酸的利用率。

维生素 C 的食物来源

蔬菜	小白菜、苋菜、花菜、菠菜、卷心菜、柿子椒、豌豆、西红柿
水果	柠檬、柑橘、番石榴、猕猴桃、酸枣、樱桃

e.维生素D：参与人体钙质代谢，具有促进钙在肠内吸收的作用，对新妈妈来说不可或缺。

维生素 D 的食物来源

动物性食品	海鱼、动物肝脏（猪肝、鸡肝、鸭肝、羊肝）、鱼肝油
蛋奶类	蛋黄、奶油、黄油

> **·幸福叮咛·** 在编写上述各营养素食物来源时，我们有意将某些不适合新妈妈月子及哺乳期食用的食物去除。如韭菜富含维生素 A，却不适合新妈妈；橙、杏、柿子也富含维生素 A，但属于寒凉性水果，也不适合新妈妈。

创造良好的月子环境

新妈妈坐月子是一件马虎不得的事，只有月子坐得好，新妈妈才能有精力照顾好自己和宝宝。而一个好的月子就要从创造一个舒适的月子环境开始。一个好的月子环境从整体上讲就是指月子房间的选择和布置，只有有一个适宜的月子环境，新妈妈才能保持心情舒畅，从而更快更好地恢复健康。

⊕ 房间的整体环境

☆ 房间的选择

a.新妈妈产后，体质和抵抗力都比较低，所以选的房间要坐向好并且朝阳，潮湿昏暗的房间是不适合的。这样既能保证新妈妈冬天得到最大限度的阳光，又能避免夏天过热。

b.月子房的通风要好，而且要尽量远离厨房等多油烟的地方。

c.月子房最好能有遮挡阳光的窗帘，以便随时调节光线。

☆房间的消毒清洁

新妈妈和宝宝有一个月的时间要待在月子房里，所以房间的整洁无菌是保证健康的关键，而这项工作，在产妇从医院回家的前三天左右就要做好。

a.用3%的来苏水擦洗或喷洒地板、家具和两米以下的墙壁，并彻底通风两小时。

b.可移动的卧具、家具等，可在阳光下晒约五小时，亦能达到杀菌效果。

c.清理房间的卫生死角，尤其对于有老鼠、蚂蚁等出没的地方要格外留意，不要在房间遗留食物。

d.卫生间的污垢要处理干净，并保持清洁无臭味。

e.任何人都不能在屋里抽烟。

☆房间的温度、湿度和空气调控

a.月子房的温度要适宜，过高容易造成新妈妈的烦闷情绪，昏昏欲睡、精神不振，夏天温度过高还易引起新妈妈中暑。温度过低，可能造成新妈妈和宝宝受凉，容易感冒。房间温度一般22℃左右，以新妈妈舒适为宜。可以用空调或风扇来调节屋内温度，但要注意空调温度要适中，风扇不宜直吹新妈妈和宝宝。

b.月子房湿度要适宜，一般50%左右比较适宜。湿度偏低，易引起产妇口干舌燥、上火衄血。湿度偏高则会引起被褥发潮，对产妇关节恢复不利。可用加湿器、去湿器，以及在暖气上放置水盆、开门通气等方法调节屋内湿度。

c.月子房要定时开窗通气，保持空气新鲜。新妈妈产后乳汁的分泌、恶露的排除，加上出汗多等因素，会加剧房间内细菌的滋生，对健康不利，因此要定时开窗换气。一次半小时，一天两次，开窗时可以让新妈妈和宝宝先去其他房间休息，避免受风着凉。

d.除上述条件外，月子房还要注意安静舒适，尽量避免大声说话，以及探视亲友在屋里走动，保证新妈妈和宝宝的休息和调养。

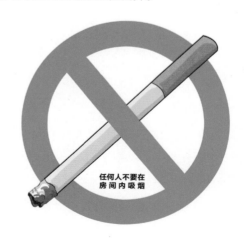

任何人不要在
房间内吸烟

房间的摆设格局

☆床

新妈妈和宝宝的床都不应离窗口太近，也不能正对空调口，以免受凉。新妈妈和宝宝的床都不能太软，不然不利于新妈妈的关节、器官恢复，还有可能引起腰酸背痛。宝宝的骨骼和器官尚未发育完全，太软的床会造成脊椎发育不良。

☆收纳

宝宝虽小，但属于他的物品小天地可不能小。干净的衣服和尿布，待洗的衣物都要分开存放。平时常用的毛巾、纸巾、湿巾等小物件，也都要有固定的位置，方面需要时取用。建议新妈妈可以在床头挂一个多口袋的布袋，把一些常用的小东西，都放在这里。然后可以准备两个小的整理箱，把宝宝换洗的衣服分别放好，不仅整洁防尘，取用也很方便。

☆窗帘和小夜灯

对于爱睡觉的宝宝来说，这两样东西很必要。宝宝在妈妈肚子里时一直是黑暗的环境，所以宝宝还是喜欢熟悉的黑暗感觉。而且新妈妈要减轻夜里照顾宝宝的负担，在宝宝白天睡觉时，也要尽量营造黑暗的氛围，这样宝宝就能慢慢养成天黑睡觉的习惯。窗帘要尽量厚，能挡住光线为好，或者可以选择多层窗帘，调节亮暗更加方便。小夜灯是为了方便新妈妈在环境黑暗的情况下观察宝宝的动静，更好地照顾宝宝，避免一下子光线太亮，惊醒宝宝。

☆植物

为了增加房间的空气清新度，许多新妈妈会选择在房间里放置绿色植物来进行调节。这种做法并不是非常合适。一是植物夜间的呼吸作用消耗氧气，释放二氧化碳，反而降低房间空气质量；二是宝宝各器官功能发育不全，很有可能对植物过敏，在不能确定过敏原前，新妈妈就不要冒险在房间里放植物了。

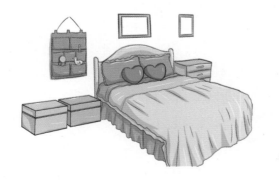

这些物品准备好了吗

我们说月子的休养需要一个月，但实际上要远远超出这个时间。因为之前的准备过程要耗掉新妈妈很大的精力，除了心理准备、环境准备，新妈妈还要做好充足的物质准备。

☆文胸

对于担心乳房会下垂的新妈妈来说，哺乳文胸是非常适用的，不仅能防止乳房下垂，搭配溢乳垫还能有效应对早期的严重溢乳情况。

a.钢托文胸。许多新妈妈为了更好地防止乳房下垂，会选择带钢托的文胸，其实这在哺乳初期并不适用。因为涨奶时，钢托不仅会让新妈妈有不适感，还会影响血液循环，所以新妈妈最好在涨奶不那么严重的几个月后再使用带钢托的文胸。

b.孕妇文胸。许多新妈妈还会选择用孕妇文胸做哺乳文胸，大多数情况下这是可以的，因为孕妇文胸本身就很大。但涨奶后的乳房比怀孕时要大很多，加上孕妇文胸基本是有钢托的，所以有时也并不是很适合。

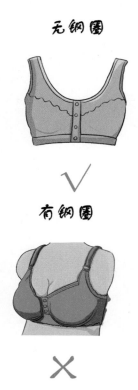

无钢圈

有钢圈

c.文胸攻略。新妈妈溢奶会经常弄脏文胸，要常洗常换，以防滋生细菌，准备四件左右。一般出月子后新妈妈就可以戴孕妇文胸，所以为了节省开支，手巧的新妈妈可以用家里的棉质旧衣服做几件哺乳文胸，只要注意下边缘把口收好，能放上溢乳垫就可以了。

☆内裤

a.宽松。新妈妈产后并不能马上恢复到怀孕时的身体状态，所以宽松的内裤是舒适的选择。

b.透气。顺产的新妈妈会阴大多有切口，透气的内裤才能保证伤口的良性愈合。

c.攻略。月子中的新妈妈身体分泌物多，更要勤换洗，四至六条比较合适。这个时候，孕妇内裤还能继续派上用场。

☆睡衣

月子里的新妈妈出汗较多，衣服也比较容易脏，所以新妈妈一定要多准备可换洗的衣服。

a.棉质。新妈妈的睡衣最好是棉质的，不仅健康，而且吸汗、舒适。

b.长袖。就算是在夏天，新妈妈也要为自己的身体关节考虑，以防落下疼痛的毛病。

c.宽松。不仅是为了舒服，更是为了做好应对涨奶的准备。

d.对襟。不用掀起就可以喂奶，不仅方便，更能保护妈妈的肚子不受凉。

e.攻略。一般准备四套。新妈妈可以拿家里不穿的棉质衣服来充当睡衣，只要干净舒适，没人会在意是否具有欣赏意义。而且出了月子，就可以轻松撒掉。

☆袜子

袜子是必须要穿的，俗话说"凉从脚起，寒从脚生"。产后的新妈妈一定要保护自己，不能为了图一时舒服而引起感冒，身子落下病根。袜子最好一天一换，所以要准备四至五双。

☆鞋

新妈妈最好穿软底有后帮的鞋，尽量做到柔软、保暖。这个时期主要是舒适，不要为了爱美穿高跟鞋、皮鞋，拖鞋也不要穿，以免受凉生病。

鞋准备一双基本就够了，当然也可以准备一双备用的，防止洒水弄湿。

☆毛巾

新妈妈月子出汗多，要多备几条毛巾，家里的旧毛巾都可以拿来用，但最好先用沸水煮一下。擦脸、擦身的毛巾要分开，并一定要勤洗，最好能在阳光下晒干，一定要注意卫生。

☆卫生巾和护垫

新妈妈产后恶露的排出大约需要三周时间，恶露初期，夜用加长型的卫生巾就能应对，如果头几天恶露量很大，也可以用婴儿尿不湿来帮忙。等恶露的量慢慢减少后，用日用卫生巾或护垫就能解决。要注意的是一定要买质量信得过的大品牌卫生巾，因为顺产新妈妈的切口是非常敏感的。

☆产垫或旧床单

恶露初期，新妈妈会担心弄脏床单，那就不妨垫个产垫，就是一般医院都会供应的那种。或者可以把家里的旧床单或旧浴巾拿来垫在身下，弄脏了扔掉就好。而且床单铺开面积会很大，新妈妈可以放心活动。

☆母乳存储器

月子期的新妈妈泌乳量很大，但宝宝却吃不了那么多，如果挤掉不免浪费，所以新妈妈可以把这时期的母乳储存起来，以备日后之需。

金属或玻璃的存储器容易吸附母乳中的营养成分，不适合选用。塑料存储器比较好，可以买专用的塑料袋和塑料杯，只要挤出后贴上日期就

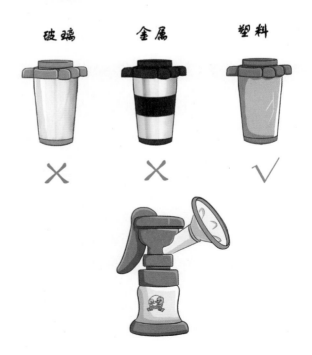

行。挤出的母乳在冰箱的冷冻室可以存放三个月，只要按照日期，需要时取出来即可。

☆ 吸奶器

把宝宝喝不完的奶挤出来，不仅可以储存以备日后使用，也在很大程度上缓解了新妈妈涨奶不舒服的问题。

a.手动吸奶器。许多人说用手动吸奶器比较费力，时间长了会手酸手痛。但对于母乳哺养的新妈妈来说，手动的还是比较实用，毕竟不会有那么多的奶要吸，而且如果掌握好姿势和力道，也会减轻酸痛的感觉。

b.电动吸奶器。电动吸奶器肯定会省去新妈妈所担心的费力问题，而且新妈妈要是上班后还要存奶的话，也会节省一些时间，不会那么费劲。但它也并不是十全十美，有些产品会有使不上力或力度掌握不好的感觉。当然，对于条件允许的新妈妈来说，准备一个还是可以的。

☆ 防溢乳垫

防溢乳垫是搭配文胸使用的，可在新妈妈溢奶时及时锁住，不会弄脏衣服。防溢乳垫的材质分为很多种。

a.涤纶。容易清洗，价格经济实惠。但透气性不好，长期潮湿闷热的环境会让乳头皮肤感染。

b.拉绒棉。使用起来柔软舒适，吸附效果也比较好。但夏天用略厚，使用时间长了会有掉絮现象，而且相比于同类产品价格略偏高。

c.全棉可洗型。柔软透气，用起来很舒服，吸水性也好。但需要经常清洗，而且时间长了容易滋生细菌，单靠清洗并不能完全洗净，多次使用容易造成乳房感染并传染给宝宝。

d.高分子材料。材料柔软舒适，有很好的贴身效果，吸收速度非常快，不会造成母乳外溢，透气性也非常好，能保持乳房的干燥性，独立包装不仅保证了卫生，携带起来也很方便。但价格贵，使用成本高，而且它独特的材质对于一些皮肤敏感的新妈妈并不适用。

☆ 纱布

纱布对于新妈妈是经济实惠的选择，不仅花很少钱就能买到，而且是得力的小帮手。

a.防溢乳垫。新妈妈可以在胸罩里垫块纱布充当溢乳垫，不仅轻柔舒适，吸收效果也很好。

b.背垫。把宝宝放在肩头时，很多时候宝宝会有少量奶溢出，新妈妈可在肩头垫块纱布，不仅宝宝舒服，还不会弄脏衣服。

c.擦乳房。宝宝吃奶前，新妈妈可用小块纱布蘸温水轻轻擦洗乳房、乳头，对宝宝的健康多了一层保护。

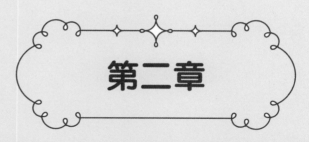

第二章

月子第 1 周——恢复身体的关键时期

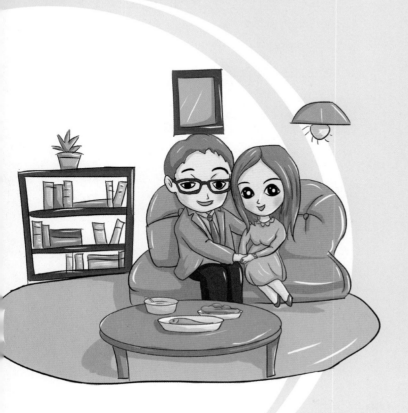

第1天

生理变化

体重减轻，尿液增多

生产后的第1天，新妈妈的体重会明显下降。一般来说，减去3.2~3.6千克的宝宝和0.5~0.9千克的胎盘，以及约0.9千克的血液和羊水，新妈妈的体重在生产后约减轻5.4千克。

新妈妈的体重在此后还会不断下降。怀孕期间准妈妈体内细胞储存的多余水分，以及孕期机体额外生成的液体，在这时都要排出体外。因此，在新妈妈生产后的几天里，新妈妈身体会比平时生成更多尿液，每天有超过3升左右的量。

必须注意的是，在生产后的第1天里，新妈妈常常没有排尿的感觉，但事实上新妈妈的膀胱里却留存着过多尿液。这是因为在生产后，新妈妈膀胱的肌肉会暂时性地对排尿的感觉不那么敏感。因此，新妈妈即使没有排尿的感觉，也应该经常去洗手间排出尿液，以减轻身体的负担，以及避免产后泌尿系统感染。

子宫发生位移

子宫是产前胎宝宝温暖的小窝，在完成孕育胎宝宝的使命之后，也功成身退了。

分娩后，子宫会慢慢变小，逐日收缩，这是子宫壁上的平滑肌收缩所引起的。但子宫要恢复到怀孕前的大小，需要6~8周。

产后的第1天，子宫底的位置约与肚脐水平。接着，子宫每天约可往下下降一横指。

身体器官恢复

在怀孕期间，准妈妈的心脏、肝脏、胃和肺等器官，都被子宫顶压向上。分娩后，这些器官重新得到了更多空间，开始逐渐恢复到原来的位置。这种变化，让人感到愉快。但刚开始的时候，这些器官向下滑动会令新妈妈感到些许不适。

下腹部阵发性疼痛

产后第1天，有许多新妈妈会出现下腹部阵发性疼痛，这种疼痛被称为产后宫缩痛。这种疼痛多见于经产妇，特别是急产后。

腹痛的主要原因，是由于在产后子宫恢复的过程中，子宫发生阵发性收缩，引起局部血管缺血，组织缺氧，神经纤维受到强烈挤压。

宫缩痛一般持续3~4天，然后自然消失，不需要做特殊护理。宫缩痛严重的新妈妈，可做下腹热敷和轻柔的按摩。

体温略高于正常体温

产后24小时内，新妈妈有可能因为生产所致的脱水现象，而使其体温上升到38℃。除此之外，新妈妈的体温应在正常范围内。

必须注意，如果新妈妈连续两天体温都高于38℃，则要警惕新妈妈是否发生了产后感染。

脉搏和呼吸有所减慢

分娩后，由于子宫胎盘循环的停止和卧床休息，新妈妈的脉搏和呼吸可能有所减缓，脉搏每分钟60~70次，甚至只有40~50次；呼吸每分钟14~16次。不过，这只是暂时现象，产后约一周即可恢复正常。

住院起居

让病房变得温馨

分娩后，新妈妈从产房转到病房，由于分娩的疲倦，不知不觉间睡意袭来。此时，新妈妈要抓紧时间好好休息一下，以便有更多的精力去照顾自己和小宝宝。

新爸爸及家人，应努力为新妈妈营造一个安静、温馨的环境。室内温度宜保持在18~20℃，房间宜空气新鲜，通风良好，但要避免让新妈妈和小宝宝直接吹风。房间里要清洁舒适，不能在房间内喧哗和吸烟。由于分娩后新妈妈需要静养，亲友最好不要在此时探望。患有感冒和慢性病的亲友，最好不要来探视新妈妈和小宝宝，以免引起交叉感染。

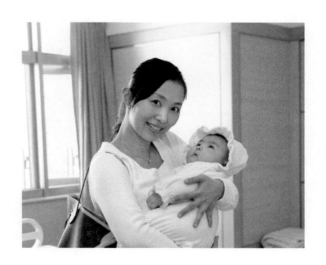

·**幸福叮咛**·新妈妈产后要在医院住多久呢？如果顺产，新妈妈和小宝宝均无异常，一般产后24小时后即可出院；如果新妈妈分娩时会阴有损伤或行切开术，产后4～5天拆线后，伤口愈合良好即可出院；剖宫产的新妈妈拆线时间为6～8天，拆线后即可出院。

选择正确的卧姿

新妈妈成功分娩后，子宫迅速回缩，韧带却有点儿像失去弹性的橡皮筋一样很难立即恢复原状，盆底肌肉、筋膜也在分娩时过度伸展或撕裂，使子宫很容易随着体位发生位置变动。

新妈妈产后如果长时间仰卧，子宫会向后倾倒，不利于恶露排出，还容易造成产后腰痛、白带增多等不良状况。此外，子宫的长轴与阴道形成了一条直线，新妈妈日后在久站时容易使子宫从阴道内下降，发生子宫脱垂。

因此，新妈妈要特别注意，休息时要不时调整躺卧姿势，仰卧与侧卧交替进行。

·**幸福叮咛**·

分娩2周后，新妈妈可尝试俯卧，每天1～2次，每次10～15分钟，能有效避免子宫后倾。

下床走动的注意事项

许多新妈妈产后的第1天，是躺在床上度过的，这样可不好。其实，新妈妈产后应尽早下床活动。那么，新妈妈产后第一次下床活动要注意什么呢？

a 尽早下床活动，能够使新妈妈的体力和精神都得到较快恢复，并随着活动量的加大，能增进食欲，有效帮助乳汁分泌，还能促进肠胃蠕动，有利于防止便秘。

新妈妈尽早下床活动，还能锻炼肌肉，加强腹壁肌肉的收缩力，使分娩后腹壁松弛的情况得到及时改善，有助于新妈妈早日恢复苗条身材。

b 新妈妈产后血液循环变缓，容易形成血栓，因此新妈妈应尽早下床活动，以促进血液循环和组织代谢，防止血栓形成，还有利于子宫恢复和恶露排出。

一般来说，顺产的新妈妈，在产后8小时可以在床上坐一会儿，产后12小时可以下床、上厕所，产后24小时可以下床做一些轻微活动。剖宫产的新妈妈，产后24小时可以坐起来，产后第2

天可以在床上活动，产后第3天可以下床做一些轻微活动。当然，具体情况要视新妈妈的身体状况而定。此外，新妈妈下床以后，要避免长时间站立、久蹲，要劳逸结合。

留意产后出血量

新妈妈要注意预防产后出血，所谓"产后出血"，是指新妈妈产后阴道出血量达到或超过500毫升，多见于产后24小时内。

产后出血的原因与子宫收缩乏力、胎盘滞留、软产道裂伤及凝血功能障碍有关。产后出血非常严重，如果处理不当会危及新妈妈的生命。

因此，新妈妈要特别留意产后出血量，一旦阴道有较多出血，要及时通知医生，查明原因，及时处理。

重视产后首次大小便

新妈妈产后首次大小便应予以重视，因为这与产后身体恢复息息相关。

产后6～8小时，新妈妈即使没有尿意，也应主动排尿，以免引起尿潴留，影响子宫的收缩，甚至导致产后出血。建议新妈妈尽量在床上排尿，因为此时新妈妈还不合适下床。如果在床上实在排不出，可以由家人陪同去卫生间尝试。此外，可以试着用手轻轻按一按小腹下方，或用温水热敷小腹，都会有助于尿液排出。新妈妈产后第一次大便也很重要。新妈妈肠胃张力较低，食欲欠佳，加上活动少，肠胃蠕动减缓，产后腹肌和盆底肌肉松弛、收缩无力，所以新妈妈产后易出现大便困难。如果新妈妈不能及时排出大便，使大便在肠道内停留时间过长，便会加重便秘症状，容易引起肛裂、痔疮出血。因此，新妈妈要特别留意大便情况，必要时可在医生指导下外用甘油栓、开塞露等以帮助顺利排便。

· 幸福叮咛 ·

一般来说，新妈妈产后2～3天就能顺利排出大便。如果产前做了灌肠，产后第一周大便时间会相对晚些。

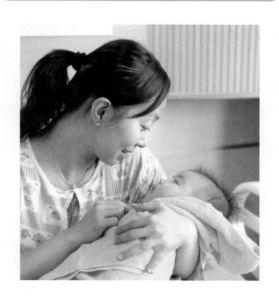

剖宫产特别提醒

接受了剖宫产手术的新妈妈要面对麻醉药效过后伤口疼痛的挑战。如何合理调整自己的身体状况？怎样最大程度地保护自己免受疼痛的折磨？新妈妈需要时刻关注自己的身体，掌握术后关键的时间点。

6 小时

a 卧床休息6小时。剖宫产的新妈妈身体恢复较顺产的新妈妈要慢得多，术后6小时内，要严格卧床休息。此时最宜采取去枕平卧、头偏向一侧的方式，这样不仅能预防头痛，还能防止呕吐物误吸。

b 禁食排气6小时。新妈妈剖宫产后要禁食6小时，这是因为术后肠腔积气，此时进食，只能增加腹胀感。如果新妈妈口渴，可以让家人用湿毛巾润湿嘴唇。

c 必要时沙袋放置6小时。剖宫产的新妈妈腹部伤口很容易出现渗血现象，在腹部放置沙袋6小时，可以有效减轻伤口渗血。

12 小时

剖宫产的新妈妈在术后12小时后，应在家人或护士的帮助下，改变卧床体位，适宜地翻翻身、动动腿，不要总躺着不动。

24 小时

a 动一动。剖宫产24小时后，新妈妈要开始练习翻身、起坐，并下床慢慢活动，如果条件允许，还应该下地走一走。但要注意的是，做这些活动时旁边一定要有人守候，防止新妈妈因身体虚弱而出现意外。

b 排一排。一般术后24小时，新妈妈的肠道功能会逐渐恢复，如果出现肛门排气现象，就标志着新妈妈的胃肠功能基本恢复，此时新妈妈就可以吃些汤面、稀粥等半流食。如果48小时后仍未排气，就需要医生检查处理。

1 ~ 24 小时

a 新妈妈在不能进食时，要坚持补足水分，防止血液浓缩，预防血栓的形成，还可有效补充新妈妈的体力。

b 新妈妈要及时哺乳，把珍贵的初乳留给宝宝，不仅对宝宝有益，还能促进乳汁分泌。

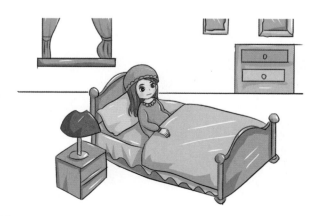

c　新妈妈要尽早下床活动，不要以疼痛为借口而逃避下床。适宜的活动，不仅能加速肠功能恢复，还能避免肠胀气或粘连，促进子宫复位。

d　新妈妈剖宫产后，会使用止痛泵、止痛药来缓解疼痛，但新妈妈要注意止痛药不能使用过多、过频，否则会影响子宫收缩和肠功能恢复。新妈妈可以听一些舒缓的音乐，或把注意力多转移到小宝宝身上，这些方法都能缓解疼痛。

e　产后4小时新妈妈要及时排尿，防止尿潴留，排尿时要注意是否有灼热或刺痛感，防止尿道感染。还要注意观察恶露的排出量，如果多于平时的月经量，要及时告知医生处理。

f　新妈妈的伤口要保持干爽，如果有渗血状况要及时通知医护人员。一旦伤口弄湿，要立即擦干。

g　接受了剖宫产的新妈妈要注意调整自己的情绪。只有新妈妈保持良好的精神状态，才能更好地照顾自己，照顾宝宝。

乳汁管理

初乳比金子更珍贵

分娩前，许多准妈妈已经有少量乳汁分泌。分娩后，乳汁开始增多，色微黄，有些黏稠，这就是初乳。研究发现，初乳含有大量的乳铁蛋白、免疫球蛋白、蛋白质、维生素A、成长因子等有益成分，有很高的营养价值，可以让宝宝长得快、少生病。可以说初乳是新妈妈为宝宝准备的绝无仅有的特别营养食物。然而，生活中有许多新妈妈因初乳颜色看上去不太干净而把初乳挤出来扔掉，这是不对的。初乳之所以看上去不干净，是因为其中含有大量的胡萝卜素，完全可以放心给宝宝吃。

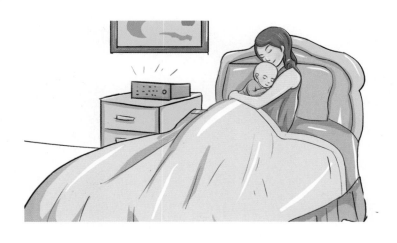

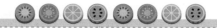

· 幸福叮咛 · 牛初乳能代替人初乳吗？牛初乳所含的营养成分与人初乳有差别，如果宝宝一出生就只通过牛初乳喂养的话，很可能导致宝宝营养摄入不足，影响宝宝健康。因此，牛初乳不能代替人初乳。新妈妈最初的乳汁量非常少，并含有轻泻成分，能使小宝宝体内的胎便排出。胎便是小宝宝胎儿期积存在肠道内的粪便，在小宝宝出生后 1 ~ 2 天排出，如果不完全排出会影响宝宝的健康。

早开奶有利母婴健康

所谓"开奶"，即宝宝出生以后的第一次喂奶。那么，宝宝出生后，第一口奶什么时候喝最合适呢？

一般来说，分娩后20 ~ 30分钟，医生检查没有问题，就可以给宝宝哺乳了。调查显示，宝宝出生后的这段时间是一个敏感期，这个时候宝宝的吸吮反射最强，如果这时宝宝得到吸吮体验，将大大提高宝宝的吸吮能力。此外，分娩后半小时内让宝宝吸吮乳头，可以尽早建立催乳和排乳反射，促进新妈妈乳汁分泌。同时，还有利于新妈妈子宫收缩，减少产后出血，促进子宫恢复。

此时新妈妈身体虚弱、伤口疼痛，可选用侧卧位喂奶。哺乳时间以5 ~ 10分钟为宜，分娩后第1天可每1 ~ 3小时哺乳一次，具体哺乳时间和频率根据宝宝的需求及新妈妈的涨奶情况而定。每次哺乳后，应将小宝宝抱起轻拍几下，以防回奶。

开奶前不要喂糖水

以前在开奶前总是要给宝宝喂一些糖水，称之为"开路奶"。为什么要在开奶前先喂些糖水呢？这是因为以前宝宝的开奶时间迟，为了怕宝宝饿坏，发生低血糖，于是通常在宝宝出生后6小时左右喂些糖水。然而，这种做法是不对的，这不仅会影响宝宝的吸吮能力，而且糖水比母乳甜，如果宝宝适应了糖水的味道，对母乳的渴求感会降低，会给母乳喂养带来不小的麻烦。因此，联合国儿童基金会提出的"母乳喂养新观点"认为，宝宝开奶前不要喂糖水和牛奶。

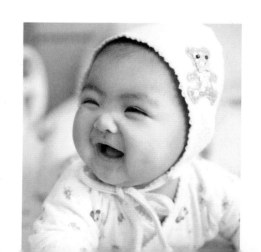

饮食调理

月子里的饮食原则

新妈妈产后的身体恢复很大程度上依赖于饮食调养。在许多人的观念里，新妈妈只有每天大鱼大肉，才是最好的滋补方法。殊不知，这是很不科学的。

◉ 少食多餐

这不仅是新妈妈摄取营养的科学途径，更是想恢复身材的新妈妈需要遵守的黄金定律。少食多餐，不仅能最大限度吸收食物中的营养，还不至于让新妈妈一下摄取过多能量，从而减轻脏器负担。

少食多餐一般是一天吃5～6次，就是在原来早、中、晚三餐的基础上，在上午十点、下午三点分别加餐，还可视情况在晚上八点左右也加一顿。正餐要相对丰盛，加餐则可相对简单。这样不仅能增加新妈妈的食欲，还能使食物更好地消化吸收。

◉ 营养均衡

传统的大鱼大肉并不科学，过量地摄入蛋白质和脂肪，不仅造成营养过剩，更加重脏器负担，缺少膳食纤维的补充，新妈妈极易便秘、身体肥胖。有些新妈妈为了恢复身材，拒绝一切荤类食物，只

吃素不仅不能更好地恢复身体，还会造成自身和宝宝的营养不良。

新妈妈的饮食要合理搭配，做到荤素兼食、粗细搭配，蛋类、海鲜、水果也要适当补充，尽量做到营养全面，不挑食。

◉ 淡汤稀软

新妈妈产后消化系统的功能并未完全恢复，新妈妈可以吃些清淡的小米粥、鸡蛋羹、鱼汤等清淡营养的食物，而尽量不要进食煎炸类食物，以免加重胃肠负担。月子里的新妈妈牙齿都有不同程度的松动现象，因此新妈妈的饮食要尽量做得软烂一些，不仅能很好地保护牙齿，更有利于食物的消化吸收。

月子里的新妈妈还适宜多食一些汤类食物，并保证水分的摄取，这样才能保证正常的水分代谢，促进血液循环，从而有利于身体各器官的复

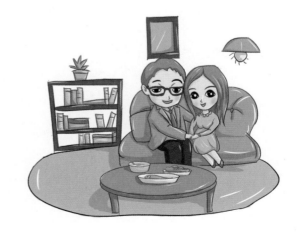

原和伤口的愈合。如果水分摄取不足，不仅会引发新妈妈的身体不适，也不能保证宝宝有充足的奶水。

✸ 侧重持久

新妈妈产后调养是一个长久而艰巨的任务，在每个任务阶段，新妈妈都有不同的饮食侧重点。如月子初期，新妈妈身体虚弱，更要侧重于体内多余液体和毒素的排除，之后则是身体的全面调养和宝宝的哺育。所以，不同的月子阶段新妈妈要有不同的饮食重点，而身体的调养和宝宝的哺育更需要任重道远的坚持。

月子里饮食的几大禁忌

月子期间的营养要均衡，但在全面补充营养的同时，新妈妈也应该知道有些食物并不适合在月子里食用。

✸ 寒凉、生冷、冰凉食物

新妈妈产后气血亏虚，应多进食温补性食物来恢复气血。生冷或寒性食物容易伤到新妈妈的脾胃，不仅会导致吸收障碍，不利于气血的恢复，还会影响子宫收缩，阻碍瘀血的消除，引起

腹痛，也不利于恶露的排出。冰凉食物如冰激凌等，不仅影响消化系统恢复，对新妈妈牙齿也会产生负面影响。

✸ 辛辣、油炸、刺激性食物

产后应该避免辛辣食物，煎、炸、烤制食物以及刺激性食品。这样的食物不仅会造成新妈妈上火口干、大便干燥、痤疮、肥胖等症状，还会加重胃肠负担，加重气血虚弱，影响新妈妈的睡眠。咖啡、浓茶、巧克力等食物会加重新妈妈伤口疤痕的颜色。

另外，这些食物中的成分会通过母乳进入宝宝体内，加重宝宝内热，引发湿疹，还会伤害宝宝的神经和心脏，导致消化不良、睡眠不实、哭闹不停。

✸ 酸性、收敛、回奶食物

新妈妈产后牙齿都会有松动，酸性食物对牙齿不利，也不利于恶露的排出。收敛食物不利于新妈妈的气血恢复，对恶露的排出也会有影响。回奶的食物，如麦乳精、韭菜等，会影响新妈妈乳汁的分泌，某些刺激元素也会对宝宝产生不利影响。

· **幸福叮咛** ·有些新妈妈生宝宝前就喜欢吃粽子、糯米糕这类食物，月子期间要尽量避免，因为这类食物不易消化，对于胃肠功能尚未恢复完全的新妈妈来说，是不适合食用的。

坚硬、厚味、油腻食物

新妈妈产后钙质损失严重，坚硬的食物会对新妈妈的牙齿造成损伤，还会加重胃肠负担。厚味的食物，如盐、胡椒、腌制品会造成新妈妈体内水分滞留，加重身体浮肿和脏器负担。油腻的食物会影响新妈妈的食欲，影响胃肠功能的恢复，还会造成体内脂肪堆积。

产后第一餐该怎么吃

产后喝鸡汤，是中国的传统习惯。不少人觉得新妈妈分娩后身体虚弱，需要进补才能尽快恢复体力，于是不少新妈妈产后第一餐就是鸡汤、鱼汤、猪蹄。殊不知，新妈妈产后肠胃功能还未完全恢复，此时不宜进食油腻的汤水，而应首选易消化、营养丰富的流质食物，如米粥、烂面等。

适量喝点红糖水

新妈妈分娩时，体力消耗很大，加上失血及产后哺乳，因而需要补充大量铁质。红糖水非常适合新妈妈产后第一餐食用，不仅活血化瘀，还能补血，并促进产后恶露排出。

"代参汤"——小米粥

小米粥营养丰富，有"代参汤"的美誉，是产后第一餐的好选择。小米之所以受到新妈妈的青睐，是因为同等重量的小米中含铁量比大米高1倍，维生素B_1比大米高1.5～3.5倍，维生素B_2比大米高1倍，而如今被称为第七营养素的纤维素更比大米高2～7倍。因其含铁量高，所以对于新妈妈产后滋阴养血有很大功效，可以帮助新妈妈有效恢复体力。

喝杯温热牛奶也不错

研究发现，新妈妈哺乳期每天所需总热量比孕前多1/3，而产后的前几天，正是为顺利哺乳打基础的时候。此外，新妈妈生产时不仅失血较多，也会因流汗损失大量体液，因而新妈妈可以适当喝杯温热牛奶。

剖宫产新妈妈饮食要注意

相比顺产的新妈妈，经历剖宫产的新妈妈产后饮食更要注意。简单来说，剖宫产新妈妈饮食要特别注意以下几点。

⊛ 术后6小时禁食

剖宫产时，产妇由于肠管受到刺激而使肠道功能受损，肠蠕动减慢，肠腔内有积气，易造成术后的腹胀感，因此剖宫产手术后6小时应禁食。

⊛ 适当喝点萝卜汤

剖宫产手术6小时后，新妈妈宜吃一些排气食物，如萝卜汤，以增强肠蠕动，促进排气，减少腹胀，并使大小便通畅。易发酵产气多的食物，如糖类、黄豆、豆浆、淀粉等，新妈妈要少吃或不吃。

⊛ 以清淡流食为主

当新妈妈大量排气后，饮食可由流质改为半流质，食物宜富有营养且易消化，如蛋汤、粥、面条等。剖宫产新妈妈不宜过早食用鸡汤、鲫鱼汤等油腻食物。

·幸福叮咛·

新妈妈分娩后，体质虚弱，气血亏损，食用红糖可益气养血，健脾暖胃，新妈妈活动相对较少，怕风怕凉，饮用红糖水可以帮助驱风散寒。喝点红糖水还可以利尿，有利于防治产后尿潴留。

一日饮食方案推荐

产后第1天，新妈妈虽亟须补充营养，但由于产后身体变化导致食欲不佳。此时，新妈妈饮食宜以易消化、清淡、开胃为主。

早餐	红糖小米粥
上午点心	牛奶1杯
午餐	小米粥，芹菜拌腐竹，清炒猪肝
下午点心	紫菜虾仁汤，花卷1个
晚餐	烂面条
晚上点心	红枣大米粥

红糖小米粥

原料　小米 100 克，红糖适量。

做法　❶ 小米洗净备用。❷ 锅中加适量清水，煮沸后倒入小米，继续煮沸后改小火熬煮成粥。❸ 加适量红糖调味，再次煮开即可。

推荐理由　小米营养丰富，所含的蛋白质、脂肪、维生素 B_1、维生素 B_2、微量元素均比大米高，具有健脾胃、补虚损的功效。红糖含铁量很高，是白糖的 1～3 倍，新妈妈食用红糖有助于排除瘀血、补充失血。这款粥可补血、养胃。

芹菜拌腐竹

原料　芹菜 100 克，腐竹 40 克，盐 2 克，香油 5 克，白砂糖 2 克。

做法　❶ 芹菜摘去老筋及叶，洗净，切段。❷ 水发腐竹洗净，切成等段。❸ 芹菜、腐竹同入沸水锅中焯烫断生，捞出用凉水过一遍，沥去水分，晾凉。❹ 芹菜、腐竹同放盆中，投入盐、白糖、香油搅拌均匀，装盘即可。

推荐理由　芹菜有助于肠胃蠕动，其特殊的香气可镇静安神；腐竹含钙高。芹菜拌腐竹颜色亮丽，口味咸鲜，清淡爽口。

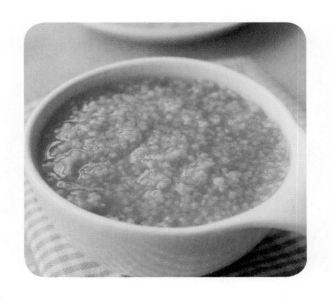

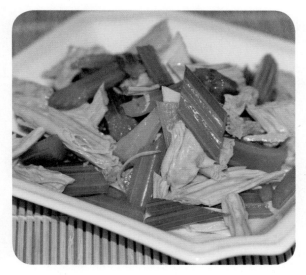

🍽 清炒猪肝

原料 猪肝 200 克，姜 10 克，米酒适量。

做法 ❶ 猪肝洗净，切片；姜洗净，切片。❷ 锅中热油爆香姜片，放入猪肝，用大火炒至猪肝变色。❸ 加入米酒，煮开即可。

推荐理由 猪肝富含蛋白质、脂肪、铁、维生素 B_1、维生素 B_2，趁热食用清炒猪肝，可补肝明目、补益气血，有助于新妈妈排除恶露。

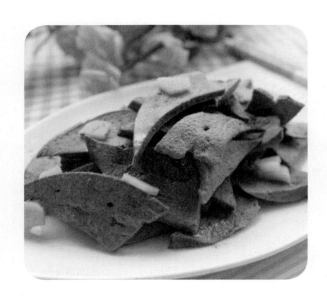

🍽 紫菜虾仁汤

原料 紫菜 20 克，虾仁 20 克，鸡蛋 1 个，食用油、芝麻油、醋、盐各适量。

做法 ❶ 虾仁洗净；紫菜洗净，放入水中浸泡，撕成块备用。❷ 鸡蛋打散制成蛋液备用，锅中加适量食用油，烧热后倒入适量清水和紫菜、虾仁，开旺火煮沸。❸ 将蛋液倒入锅中，加适量醋和食盐调味，淋入芝麻油即可。

推荐理由 虾仁含钙丰富，素有"钙库"的美称。紫菜富含钙、铁等多种矿物质，所含多糖具有提高机体免疫力的功效。这款汤具有海鲜风味，产后食用可补钙壮骨、防病补虚。

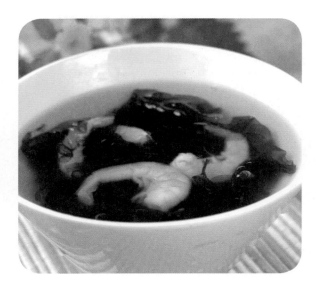

🍽 烂面条

原料 面条 50 克，菠菜 20 克，西红柿 20 克，鸡蛋 1 个，盐 2 克，香油适量。

做法 ❶ 菠菜洗净，汆烫后切段；西红柿洗净，切片；鸡蛋打散。❷ 锅中热油，放西红柿煸出汤汁，加适量水，大火煮沸。❸ 放入面条，煮至熟烂。❹ 加入菠菜、蛋液稍煮，放盐调味，最后滴入香油即可。

推荐理由 煮至熟烂的面条不仅易消化，还因加入菠菜、西红柿，而能有效补充膳食纤维。

🍽 红枣大米粥

原料 红枣 50 克，大米 100 克。

做法 ❶ 将红枣洗净，放入清水中浸泡两小时，捞出备用。❷ 大米洗净，用清水浸泡 30 分钟，备用。❸ 将大米连水一起倒入锅中，放入红枣，开大火煮沸后改小火熬煮成粥即可。

推荐理由 红枣与大米同煮，可补血养虚、健脾开胃，能有效帮助新妈妈恢复体力。

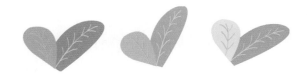

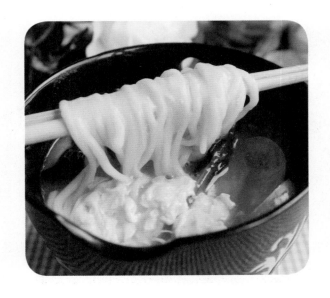

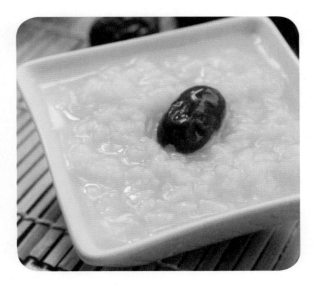

心理调适

产后重视3大心理调适

新妈妈在面对娇嫩的小宝宝的时候，心里既充满了甜蜜，也常会涌起莫名的不安，甚至恐慌的情绪。此时，新妈妈务必重视以下3大心理调适。

◉ 身份的转换

宝宝到来前，准妈妈可以说是家庭的中心，全家人都围着准妈妈转。宝宝到来后，准妈妈变成了新妈妈，小宝宝吸引了家人的一部分目光，许多新妈妈觉得自己不受重视了，有时会产生失落感。此时，新妈妈不仅需要家人的关心，新妈妈自己也要努力做好身份的转变，要相信自己一定能成为一个合格的母亲。

◉ 家人的关系

如果是婆婆照顾月子，新妈妈要尽力处理好与婆婆的关系，这需要新妈妈做出更多的心理调节来适应。有时候，宝宝的性别是引起家庭矛盾的一个重要原因，有人重男轻女，有人想要女儿却生了儿子，还有人觉得宝宝没有想象中可爱。此时，最重要的就是接受现实，无论宝宝是否如愿，都是生命中最珍贵的礼物。

◉ 宝宝的照顾

许多新妈妈感觉自己责任重大，对照顾宝宝缺乏信心。事实上，月子里许多新妈妈照顾起宝宝来，确实是手忙脚乱、身心俱疲，这是新妈妈月子里焦虑、忧郁的重要原因。此时，新妈妈应多向家人、朋友请教，也可以多看一些育儿书籍，这些都有助于新妈妈树立信心、减少焦虑。

母乳喂养的心理准备

如果说身体准备是母乳喂养的"硬件"，那么心理准备就是母乳喂养的"软件"。简单来说，新妈妈应从以下几个方面做好心理准备。

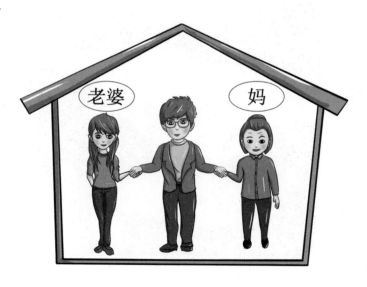

⬤ 自我教育

其实，怀孕期间，准妈妈就可以看一些有关母乳喂养的书籍或参加一些讲座，这样可以增长有关母乳喂养的知识，为产后母乳喂养做好心理准备。当然，产后让家人读这些书籍给自己听也是不错的选择。

⬤ 向人请教

新妈妈可以多倾听家人或朋友的哺乳经验，不仅可以解开许多有关母乳喂养的疑问，还可以丰富生活，增进感情。

⬤ 心理误区

许多新妈妈之所以不肯母乳喂养，是担心身材走样，或缺乏母乳喂养的信心。这些负面的心理暗示，常常使新妈妈更加缺乏哺乳的信心，也容易导致新妈妈母乳缺乏。其实，新妈妈根本不必担心。母乳喂养是产后保持身材的好方法，而且只要哺乳方法得当、催乳及时，新妈妈就一定能顺利哺乳。

第2天

生理变化

血性恶露持续排出

新妈妈分娩后，随着子宫蜕膜脱落，子宫分泌的黏液等也随之从阴道内流出，这就是"恶露"。正常的恶露有些血腥味，但不臭，总量为500~1000毫升。

产后第2天，恶露持续排出。在产后3~7天内，恶露的量较多，颜色鲜红，含有大量血液、小血块和坏死的蜕膜组织，称为"红色恶露"。

产后一周至半个月，恶露中的血液量减少，较多的是坏死的蜕膜、宫颈黏液、阴道分泌物及细菌，使得恶露变为浅红色的浆液，此时的恶露称为"浆性恶露"。

产后半个月至三周内，恶露中不再含有血液，但含有大量白细胞、退化蜕膜、表皮细胞和细菌，使得恶露变得黏稠，色泽较白，称为"白色恶露"。

产后水肿来袭

产后第2天，许多新妈妈开始出现不同程度的水肿，尤其是手脚水肿非常严重，给生活带来不便。水肿严重时，还经常出现四肢酸麻、头晕、心慌、咳嗽等症状。

新妈妈之所以出现水肿，大致是两个方面原因引起的，一方面是因为子宫变大，影响血液循环，从而引起水肿；另一方面，受到孕期激素的影响，身体代谢水分的状况变差，身体会出现水肿。对于产后水肿，新妈妈不必过于紧张，这通常是正常的生理状况，只要留意一些生活细节，就能有效缓解水肿。如饮食上注意均衡摄取营养，食物不能太咸，以清淡为主；少食多餐，睡前尽量少喝水；适当运动以促进全身血液循环，注意防寒保暖。

住院起居

月子里究竟能不能刷牙

　　民间素有"生个孩子掉颗牙"的说法，认为月子里刷牙漱口会动摇牙根，伤及牙肉，造成牙齿过早松动、脱落或牙齿流血等。因此，很多新妈妈在月子里不敢轻易刷牙。

　　为什么民间会形成月子里不刷牙的习俗？因为在怀孕期间，准妈妈在内分泌激素的作用下，会出现牙龈充血、水肿、易出血的现象，特别是在刷牙时；加之过去妇科知识不普及，准妈妈对如何摄取钙营养了解不够，结果导致身体缺钙，很多人在生完孩子后牙齿确实变坏了。由此，很多人就认为新妈妈月子里不能刷牙。

　　现代医学认为，新妈妈在月子里一定要刷牙漱口，不然的话牙齿更易被损害。新妈妈在月子里每天要进食大量的糖类、高蛋白食物，这些食物大多细软，本来就失去了咀嚼过程中的自洁作用，容易为牙菌斑的形成提供条件。如果不刷牙，就会使这些食物的残渣留在牙缝中，在细菌作用下发酵、产酸、导致牙齿脱钙，形成龋齿或牙周病，并引起口臭、口腔溃疡等。

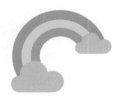

恶露的正确应对方法

　　恶露的处理是产后护理的重要工作。如果应对不当，就会引起感染、炎症等问题。对于新妈妈来说，恶露的出现是一件熟悉而又陌生的事情。说熟悉是因为新妈妈都有过处理月经的经历，但恶露怎样才算正常，又需要怎样合理的处理呢？

◉ 观察恶露

　　一般来说，新妈妈产后三周至一个月，恶露就可以排干净。正如我们前面所说，新妈妈产后恶露一般分为"红色恶露""浆性恶露""白色恶露"三个时期，新妈妈可以根据观察不同时期的恶露状态来判断自己的身体是否有异常。

> ·**幸福叮咛**·
>
> 　　新妈妈产后第2天可采取指漱的方法，即把食指洗净，或在食指上缠一些纱布，把牙膏挤在食指上，用食指充当牙刷，在牙齿上左右、上下擦拭。

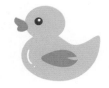

🍊 恶露处理

a 刚分娩的新妈妈在医院时，会有护士定期帮忙清洗外阴，新妈妈可以学习护士的清洗方法，回家后自己清洗。但一定要准备专用的洗盆和毛巾，并且每次用前都要用开水消毒。

b 防止恶露造成感染的最重要环节是要保持外阴的清洁。新妈妈每次大小便后都要清洗外阴，并用消毒纸或药棉擦干，且每张消毒纸或药棉只能使用一次。

c 新妈妈要勤换卫生巾或护垫，内裤需是纯棉、透气的布料，也要勤换洗。

🍊 恶露异常

a 如果新妈妈产后24小时内，恶露量累计超过500毫升，则可以判断是产后出血，要立即通知医生进行必要的治疗。

b 恶露应是量越来越少，颜色越来越浅。倘若颜色越来越深，或血性恶露增多，则表示子宫收缩不好，或子宫内有残存的胎盘组织，要立即处理。浆性恶露或白色恶露增多，时间延长，多表示宫腔内有感染，应到医院检查治疗。

c 如果恶露持续时间较长，并伴有恶臭味，新妈妈有下腹疼痛、发热的症状，则表示新妈妈宫腔内有感染，要及时处理。

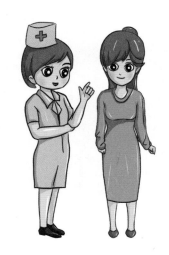

会阴护理不可马虎

大多数顺产的新妈妈分娩后有会阴不适感，尤其是做过会阴侧切手术的新妈妈，产后还要忍受会阴处传来的阵阵疼痛。那么，该怎样才能保护好会阴，并有效缓解会阴疼痛呢?

a **清洗伤口。**新妈妈必须要保持会阴的干爽清洁，每天坚持用温水清洗会阴，尤其是大小便后。新妈妈可以用专用的清洗盆进行清洗，也可以用淋浴喷头从前至后进行冲洗。洗后要用专用的柔软毛巾从前往后拍干净，而不是用力擦干或用卫生纸。要注意的是，每次洗前都要保证清洗盆和毛巾都用开水消过毒。

b **如厕事项。**新妈妈大小便时，可以将身体稍稍前倾，或可以采用半蹲的方式，这样就可以减少疼痛。如果是坐式马桶，新妈妈最好用专用的坐垫，以免发生交叉感染。如果新妈妈有便秘症状，切忌过度用力，以免撕裂伤口。

c　**合理休息**。新妈妈不要久坐或久站，要注意休息，以免加重会阴损伤。给宝宝喂奶时，可以选择侧躺的姿势，防止坐久使会阴肿胀，加剧疼痛。

d　**适度运动**。新妈妈要根据自己的身体状况，尽早开始做骨盆底肌肉收缩运动，以便加速伤口的愈合。

e　**勤换护垫**。新妈妈一定要勤换卫生护垫，防止恶露感染伤口，而且更换前后，新妈妈都要保证双手的卫生。尽量将卫生护垫粘牢，免得来回活动，蹭疼会阴。

f　**药物缓解**。如果日常的护理对缓解疼痛不起效果，新妈妈可在医生指导下使用一些缓解疼痛的药物。

g　**时刻关注**。新妈妈要时常留意自己的伤口是否有红、肿、热、痛等症状，有时还可能有硬结，并伴有脓性分泌物。出现这些状况，新妈妈要及时检查、治疗。

✸ 产褥操轻松做——腹式呼吸

新妈妈孕期子宫增大，分娩后腹壁肌肉、阴道肌肉、骨盆底筋膜明显松弛，在产后坐月子过程中，产褥操可以起到很好的恢复作用。

产后第2天，新妈妈产褥操可从基本的腹式呼吸开始。具体步骤为：

a　面朝上平躺，膝盖直立，脚心平放，双手轻轻放到肚子上。

b　深呼吸，吸气时让肚子慢慢鼓起来，稍微憋住气，慢慢呼出，让肚子慢慢瘪下去。

c　新妈妈要根据自己的身体状况，一般每次做5~6组，每天做4~6次即可。

·幸福叮咛·

新妈妈在进行日常护理的同时，重要的还是要保证心情的愉快乐观，或把更多的注意力放到照顾宝宝上，就可以很好地从不适中解放出来。

腹式呼吸为深呼吸，可以扩大肺活量，帮助吐出较多滞留在肺深部的二氧化碳。腹式呼吸能帮助新妈妈调节心肺功能，恢复腹部脏器功能，对新妈妈胃肠功能的恢复也有很好的促进作用，还能有效缓解新妈妈的紧张情绪。

乳汁管理

母乳喂养好处多

如今，母乳喂养的意识已经深入人心，但很少有新妈妈清楚母乳喂养对自己以及宝宝究竟有什么好处。其实，只要新妈妈知道母乳喂养的好处，就很少有新妈妈排斥母乳喂养了。

母乳喂养对新妈妈的好处

a **子宫**。宝宝的吸吮能促进新妈妈体内宫缩素的分泌，减少子宫出血，促进新妈妈子宫的复原。

b **疾病**。研究证明，母乳喂养能保护新妈妈免受许多疾病的困扰，大大降低女性患乳腺癌、卵巢癌、骨质疏松的概率。

c **体形**。宝宝吃奶时能加速新妈妈机体新陈代谢，有效消耗怀孕时囤积的脂肪，对新妈妈的体形恢复起到健康催化作用。

d **心情**。新妈妈哺育宝宝时的那份安详宁静，加上宝宝吸吮时刺激母体分泌的放松激素，能有效调节新妈妈紧张疲劳的情绪。宝宝的哺育还会给新妈妈带来前所未有的成就感，让新妈妈心情愉悦，充满自信。

e **方便**。母乳喂养基本不受时间、空间的限制，新妈妈可以随时哺育，不仅免去慌乱烧水、半夜热奶的麻烦，外出时也不必担心开水水源、消毒清洁等问题。

母乳喂养对宝宝的好处

a **多营养**。母乳营养丰富，能供给宝宝充足的钙、锌等元素，并能随着宝宝的成长调节相应的营养成分，不仅利于宝宝智力发育，而且能有效预防多种疾病的发生。

b **促健康**。哺乳能增进新妈妈和宝宝的情感交流，给宝宝满足感和安全感，对宝宝日后的独立和心理健康发育有很大好处。而且新妈妈在哺乳的过程中，可以观察到宝宝的细微变化，对宝宝的异常做出及时反应，对宝宝的照顾十分有益。

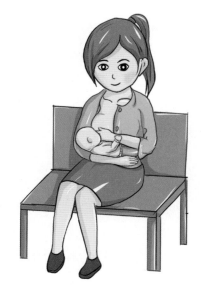

_c_　**宜消化**。母乳中的蛋白质和矿物质比例适中，脂肪颗粒小，并含有多种消化酶，十分利于宝宝的消化吸收，不仅减轻宝宝的胃肠负担，生物利用率也相当高。

_d_　**增免疫**。母乳中含有大量的免疫蛋白和免疫活性物质，能有效增强宝宝的抵抗力，并促进宝宝自身免疫系统的形成，降低宝宝患病的概率。

_e_　**防过敏**。母乳是纯天然食物，宝宝食用后很少发生过敏症状。尤其有过敏体质的新爸妈，更应该坚持母乳喂养，可有效防止宝宝出现湿疹、肠道少量出血等症状。

_f_　**保质量**。母乳中几乎无杂菌存在，而且新鲜、温度适宜，是最适合宝宝的优质食源。

_g_　**避挑食**。母乳味道清淡，添加辅食时，宝宝对各种味道充满欲望，有利于避免宝宝日后挑食。

_h_　**益发育**。宝宝吸吮时能有效运动面部肌肉，促进脸部的正常发育，而且对牙齿的发育也有益处。

哺乳姿势正确吗

选择母乳喂养的新妈妈，分娩后就要担负起给宝宝哺乳的重任，不当的哺乳姿势不仅会加重新妈妈的腰酸背痛，还会造成乳头破损、宝宝呛奶等，所以选择正确的哺乳姿势，是每个新妈妈的必修课。

常见的哺乳姿势大致可分为五种，新妈妈可根据周围的环境及哺乳的条件进行选择。

·幸福叮咛·

母乳喂养能增进新妈妈和宝宝间的情感交流，母子间的幸福感更会感染其他家庭成员，对家庭的和睦有极大的好处。而且母乳喂养会减轻其他家庭成员冲泡奶粉、清洗消毒的麻烦，可避免许多不必要的矛盾，对家庭团结也是有好处的。

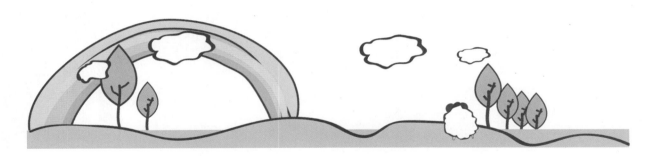

◉ 摇篮式

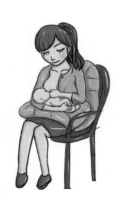

a 新妈妈在有扶手的椅子上坐好，在后背和腿上垫枕头。

b 新妈妈用胳膊来支撑宝宝，手放在宝宝臀部，使宝宝面向乳房，腹部紧贴新妈妈腹部。

c 新妈妈借一只手的力量让宝宝接近自己的身体，另一只手托住乳房，以便宝宝衔住乳头。

◉ 竖抱式

a 新妈妈在有扶手的椅子上坐好，在后背和腿上垫枕头。

b 让宝宝面对着坐在新妈妈腿上，调整枕头高度，让宝宝刚好能衔住新妈妈的乳头。

c 新妈妈用一只手托住宝宝的头部，不至于倒下。

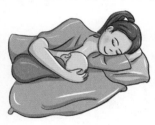

◉ 侧躺式

a 新妈妈凭着舒服的感觉在床上侧躺。

b 让宝宝面对新妈妈躺下，可以在宝宝身下垫枕头，以便能刚好衔住乳头。

c 新妈妈将一只手放在宝宝身后，可防止宝宝乱动。

◉ 半躺式

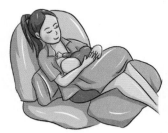

a 新妈妈半躺，斜靠床头，后背和腿下垫枕头。

b 把宝宝横放在新妈妈腹部，面朝新妈妈乳房，后背可以放一枕头。

c 新妈妈用胳膊托起宝宝，让宝宝能刚好衔住乳头，手自然放在宝宝身后的枕头上。

◉ 橄榄球式

a 新妈妈在有扶手的椅子上坐好，把宝宝的上身和腿夹在胳膊肘下，面朝新妈妈。

b 新妈妈用手拖住宝宝的头部和颈，像抱住橄榄球一样。

c 新妈妈的另一只手拖住乳房，可以稍微欠身，以便宝宝能更好地衔住乳头。

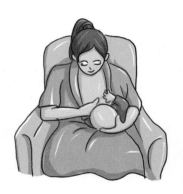

各种哺乳方式的优缺 PK

哺乳姿势	优点	缺点
摇篮式	最常见也最简单的哺乳方式，比较适合顺产的新妈妈。	剖宫产的新妈妈如果采用这种方式，可能会觉得腹部压力比较大。
竖抱式	乳汁能顺着食道流下，不容易出现宝宝呛奶、溢奶的现象。	时间久了，新妈妈的胳膊会酸痛，宝宝也会累。
侧躺式	比较合适夜间宝宝吃奶的情况，新妈妈也比较省力。	宝宝容易出现溢奶、呛奶情况，新妈妈要时刻注意，并在宝宝耳朵处垫一块干净的毛巾，防止奶液进入耳朵。
半躺式	这种姿势适合月子初期，坐起来有困难的新妈妈。	宝宝吃奶时间长，新妈妈用力的胳膊会酸痛。
橄榄球式	宝宝不会压到新妈妈的腹部，所以比较适合剖宫产的新妈妈。也比较适合宝宝小、乳房大或双胞胎的新妈妈。	新妈妈要借助椅子扶手的力量，或适当垫枕头，不然胳膊会受不了。

认真学习乳房护理

选择母乳喂养的新妈妈在哺育宝宝时，不免都会担心同一个问题：宝宝吃奶会不会造成乳房下垂？怎样才能保持乳房的健康美丽呢？

其实，只要新妈妈产后进行正确的乳房护理，不仅不会有担心的问题出现，更会促进乳房健康，增添美丽。乳房的保养要从多方面细致进行，新妈妈一定要用心。

·**幸福叮咛**·新妈妈在坐着哺乳时，尽量不要弯腰低头，而是要尽量把宝宝拥到胸前，不然会加重腰痛状况。宝宝吃奶时，要保证大部分或全部的乳晕都被含在嘴里，不然会不容易吃到奶，而且容易溢奶、呛奶。新妈妈可以用乳头刺激宝宝张开嘴，在嘴张大、舌头外伸的一瞬间，把乳头及乳晕的大部分放入宝宝口中。此外，要保证吃奶时不能妨碍到宝宝的呼吸，新妈妈要密切关注宝宝的行为。

a **乳房清洁**。不管是宝宝吃奶前还是吃奶后，新妈妈都要用温水或干净的毛巾洁净乳头、乳房。新妈妈沐浴时可以用喷头冲洗乳房，并用冷热水交替，以提高乳房周围的皮肤弹力。但要注意不能用香皂等刺激性的化学品，否则会降低乳房的防御力，易造成感染。

b **合理喂奶**。新妈妈只有坚持用合理的方式喂奶，才能保持乳房的活力。新妈妈哺乳时，先让宝宝把一侧的奶吃空，然后吃另一只，下次反顺序进行，并要注意不能让宝宝拉扯乳头。

c **正确挤奶**。新妈妈在乳房胀痛或宝宝吃饱仍有余奶的情况下，都需要将多余的奶挤出来。新妈妈洗手后，大拇指在上、四指在下，手指呈"C"形握住乳房，借助大拇指和食指的力量轻压乳房，切忌压得太深，阻塞乳腺导管。挤奶完成后，新妈妈在乳头周围涂一滴乳汁，以防乳头干裂疼痛。

d **佩戴胸罩**。新妈妈整个哺乳过程都要佩戴胸罩，胸罩要选择纯棉质地、尺寸适合自己的。胸罩的托扶，不仅能促进乳房的血液循环，也会防止乳房过大下坠引起的下垂。

e **适时按摩**。新妈妈在晚睡或早起前，可自行对乳房进行按摩。用一只手的四指在对侧乳房周围，顺时针由外向内按摩，不仅可以促进乳房的血液循环，也可以刺激激素的分泌，保持乳房周围皮肤的弹性。

f **做健胸操**。新妈妈哺乳期要适量做一些扩胸运动，以锻炼胸部肌肉，促进乳房的坚挺、丰满。这是一项需要长期坚持的工作，新妈妈要有耐心。

g **乳房护肤**。新妈妈需要选择一些合适的护肤品来保护乳房，减低乳房的疼痛感，还可以提高乳房周围皮肤的紧张度和弹性。

h **生活习惯**。新妈妈要养成良好的作息、饮食习惯，只有吃得好、睡得好，新妈妈保持乐观愉快的心情，才会更有利于乳汁的分泌和保持乳房的活力。

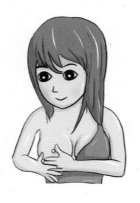
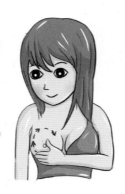

饮食调理

吃盐或不吃盐

有许多新妈妈听说，产妇在月子里不能吃盐。于是，很多新妈妈在月子里便吃了许多不放盐的食物。其实，这种做法是错误的。总是吃不放盐的食物，新妈妈不仅胃口差，而且很容易造成营养缺乏。

盐不仅是重要的调味品，也是维持人体正常运转不可缺少的物质，它能调节人体内水分均衡分布，维持细胞内外的渗透压，参与胃酸形成，促进消化液分泌，能增进食欲，同时维持机体内酸碱平衡，以及体液的正常循环。人如果长时间不吃盐，容易造成体内含钠量过低，发生食欲减退、四肢无力、头晕目眩，严重时还会出现厌食、恶心、呕吐、心率加速、肌肉痉挛、视力模糊等症状。

因此，新妈妈在月子里不能忌盐。但新妈妈也要注意，盐吃多了也不好。因为新妈妈产后还存在一定程度的水钠潴留，需要靠肾脏运动和出汗来进行排泄。如果新妈妈吃盐过多，就会加重肾脏负担，增加水肿。

那么，新妈妈月子里究竟该如何吃盐才最科学呢？

营养专家建议，新妈妈产后的前3天里，维持与家人同样的食盐摄入量，以每天不超过5克为宜。因为新妈妈分娩前后，出汗较多，再加上乳腺分泌旺盛，体内很容易缺水、缺盐，需要进行适当补充。而3天以后，新妈妈的食盐摄入量可适当减少，保持在低盐水平。

· 幸福叮咛 ·

新妈妈月子里吃味精必须悠着点儿，食用鸡精也是如此，因为鸡精中也含有约40% 的味精，而且盐占到 10% 以上。

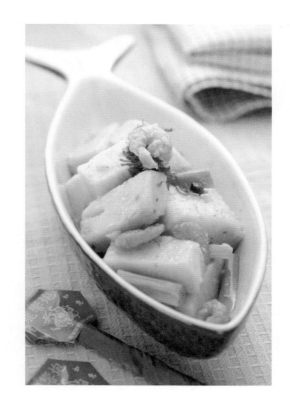

月子里能吃水果吗

传统习惯认为，新妈妈月子里不宜吃生冷食物，于是很多新妈妈月子里连水果也不敢吃。其实，新妈妈月子里适当吃水果是有很多好处的。水果含有丰富的维生素、矿物质、纤维素、果胶及有机酸等成分，新妈妈月子里适当吃水果，不仅能补充身体所需的维生素及矿物质，还能增加食欲、预防便秘、促进乳汁分泌。当然，水果虽好，也要吃得科学才行。

月子里适宜吃的水果

红枣。富含维生素C、葡萄糖和蛋白质，具有健脾开胃、益气生津、调整血脉的作用，尤其适合产后脾胃虚弱、气血不足的新妈妈食用。

苹果。富含蔗糖、苹果酸、柠檬酸、奎宁酸、醇类、维生素C、果胶、纤维素及钾、镁、铁、锌等矿物质。不仅可改善呼吸系统和肺功能，还能促进肠胃蠕动、防治便秘，其特殊的香气可以缓解压力、消除不良情绪。

香蕉。富含果糖、葡萄糖、胡萝卜素、维生素B_1、维生素B_2、烟酸、果胶、钙、磷、铁、钾等营养素。新妈妈适当食用香蕉，不仅能通便补血，还具有使心情舒畅、催眠、缓解疼痛等作用。

山楂。富含维生素、矿物质、山楂酸、柠檬酸等营养成分。新妈妈产后身体虚弱，往往食欲减退，适当吃点山楂能增进食欲、帮助消化。此外，山楂有散瘀活血的作用，能帮助新妈妈排出恶露。

橘子。富含维生素C和钙。维生素C能增加血管壁的弹性，防止出血。钙是构成宝宝牙齿骨骼的重要成分，新妈妈适当吃些橘子，能通过乳汁把钙质提供给宝宝。

桂圆。富含葡萄糖、蔗糖、维生素B、维生素C、磷、钙、铁、酒石酸、胆碱等营养物质。新妈妈产后适量食用，有补血安神、补养心脾之效。

菠萝。富含果糖、葡萄糖、维生素B、维生素C、蛋白质、氨基酸等成分。新妈妈适当食用，有生津止渴、消除疲劳、增进食欲、帮助消化、止泻利尿等功效。

葡萄。富含蛋白质、葡萄糖、维生素B_1、维生素B_2、维生素B_6、维生素C、维生素P、钙、

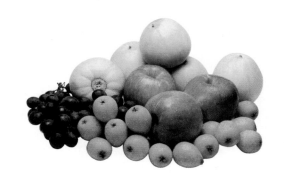

钾、磷、铁、氨基酸等营养物质。葡萄自古即是补气、养血、强心的食疗佳品，体质虚弱的新妈妈适当食用可起到强身健体的效果。

猕猴桃。富含维生素C、维生素A、维生素E及钙、钾、镁、纤维素、叶酸、胡萝卜素、氨基酸等营养物质。猕猴桃维生素C含量在水果中名列前茅，含钙量是香蕉的4倍。新妈妈适量食用，有解热、止渴、利尿、通乳等功效。

木瓜。富含糖类、纤维素、蛋白质、B族维生素、维生素C及钙、钾、铁等营养成分。木瓜中含有一种木瓜素，有高度分解蛋白质的能力，鱼、肉、蛋等食物在极短的时间内便可被其分解成人体容易吸收的养分，直接刺激新妈妈乳腺分泌。同时，木瓜自身的营养价值较高，是新妈妈产后催乳的好食物。

◉ 月子里不宜吃的水果

寒、凉性水果可清热降火，使人体能量代谢降低。因此，新妈妈产后不宜吃寒、凉性的水果，如西瓜、柿子、香瓜、椰子、草莓、梨等。

一日饮食方案推荐

产后第2天，新妈妈血性恶露持续排出，而且会出现不同程度的水肿，新妈妈不要有太多心理负担，从而影响正常的饮食和泌乳。

早餐	小米蛋粥
上午点心	藕汁饮
午餐	米饭，海带拌土豆丝，菠菜猪肝汤
下午点心	鸡蛋羹，苹果1个
晚餐	花生红枣小米粥
晚上点心	红薯蛋奶粥

🍽 小米蛋粥

原料 小米 100 克，鸡蛋两个。

做法 ❶ 小米洗净，鸡蛋打散。❷ 锅里放适量清水和小米，用大火煮沸。❸ 改小火煮至粥熟，放蛋液略煮即可。

推荐理由 小米营养丰富，是产后补养佳品。小米与鸡蛋一起食用，可补脾胃，益气血，活血脉，促进恶露排出。

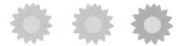

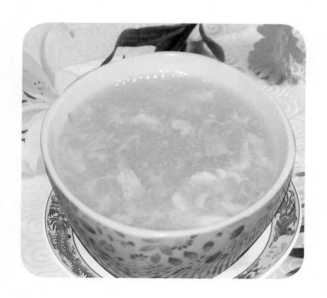

🍽 藕汁饮

原料 鲜藕 1 根，白糖适量。

做法 ❶ 藕洗净，切小段，备用。❷ 将藕段放入榨汁机中，榨取藕汁，放适量白糖。❸ 新妈妈喝藕汁前，用热水隔杯加温即可。

推荐理由 藕汁具有清热凉血、活血止血的作用，适合产后恶露不尽的新妈妈饮用，可以帮助改善症状。

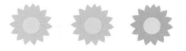

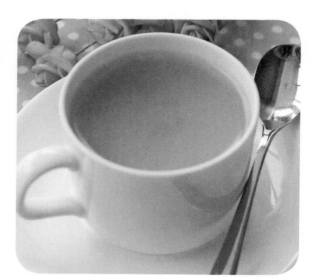

海带拌土豆丝

原料　土豆150克，海带150克，葱3克，蒜3克，食用油、芝麻油、醋和盐各适量。

做法　❶ 海带洗净切丝，葱洗净切葱花，蒜洗净，捣成泥。❷ 土豆洗净、切丝，焯熟，捞出、沥去水分。❸ 锅中加适量食用油，烧至四成热后下葱花和蒜泥爆香，关火。❹ 将海带丝和土豆丝装盘，倒入葱、蒜、芝麻油，加适量醋和盐拌匀即可。

推荐理由　海带富含碘、钙等营养成分，具有促进子宫收缩、加快新陈代谢、预防肥胖、消肿利尿等功效。土豆富含钾元素，膳食纤维含量也很高。此菜容易被消化吸收，对胃肠功能下降、水肿的新妈妈来说是不错的选择。

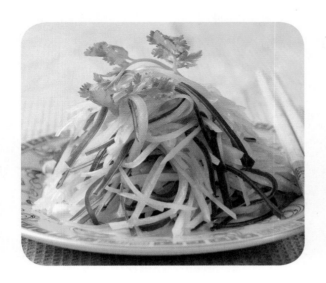

菠菜猪肝汤

原料　菠菜250克，猪肝200克，淀粉、酱油、芝麻油、姜片、盐各适量。

做法　❶ 菠菜洗净，切段；猪肝洗净，切片，加酱油、淀粉拌匀腌15分钟，放热水中氽烫，沥干备用。❷ 锅中加适量水煮开，放入姜片、猪肝煮熟。❸ 加入菠菜稍煮，放芝麻油及盐调味即可。

推荐理由　菠菜和猪肝同属补血滋阴之品，这道"菠菜猪肝汤"可帮助产后新妈妈补充铁质、养肝明目。

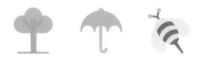

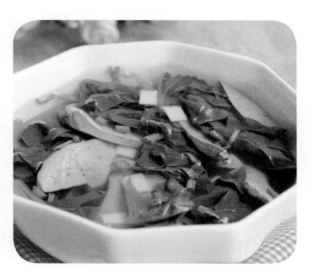

花生红枣小米粥

原料 小米 100 克，花生 40 克，红枣 8 粒。

做法 ❶ 小米洗净，花生洗净，红枣去核洗净。
❷ 小米、花生、红枣一起放入锅中，加适量清水旺火煮沸，转小火煮至花生熟透即可。

推荐理由 花生红枣小米粥非常适合产后新妈妈食用，有补虚补血、促进恶露排出等功效。

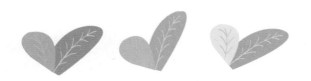

红薯蛋奶粥

原料 红薯 1 个，鸡蛋 1 个，牛奶 4 杯。

做法 ❶ 将红薯洗净，去皮，蒸烂，并捣成泥。
❷ 将鸡蛋煮熟，把蛋黄取出，捣碎。❸ 红薯泥加牛奶用小火煮，并不时搅动。❹ 煮至黏稠时放入蛋黄，搅匀。

推荐理由 红薯含有丰富的碳水化合物、维生素、胡萝卜素和矿物质、膳食纤维等。红薯、鸡蛋与牛奶一起煮粥，美味爽口，能帮助新妈妈有效恢复体力，调节身体各项机能。

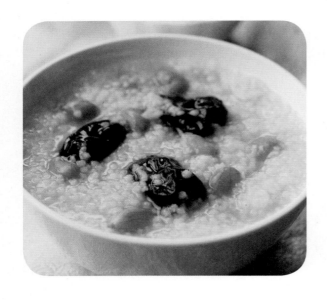

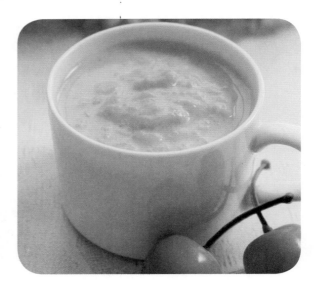

心理调适

疲倦是情绪低落的原因

月子刚刚开始，新妈妈的生活规律就被打乱了。小宝宝每天需要喂养很多次，即使晚上新妈妈也要起来喂好几次奶。许多新妈妈感到非常疲倦，她们往往觉得压力很大、生活没有乐趣。研究发现，疲倦是造成新妈妈产后情绪低落、忧郁的重要原因。当然，这种情况是可以改善和避免的，新妈妈可以调节自己的生活规律，尽量与小宝宝同步。小宝宝睡觉时，新妈妈不要做其他事情，尽量也好好睡一会儿。小宝宝吃饱后，可以让婆婆或丈夫帮着照顾，自己抓紧时间休息。晚上喂奶的时候，可以辛苦一下新爸爸，让他将宝宝带到自己身边，喂完奶后依旧由新爸爸安置好小宝宝。其实，新妈妈不必担心。等过了这段令人疲倦的时期后，宝宝晚上的睡眠时间就会逐渐加长，有时一晚上只需起来一次即可，那时新妈妈的疲劳程度会大大降低。因此，月子早期的疲倦是有限的，新妈妈只要尽力调整好自己，在不久的将来，新妈妈很快会过上有序的生活。

产后新妈妈为什么爱哭泣

女人是水做的，月子里的女人更是如此。月子里，许多新妈妈都会有想哭的冲动，甚至毫无理由。那么，产后新妈妈为什么爱哭泣呢？

研究发现，这是由于体内激素的影响、新妈妈身体的变化、对哺育宝宝的焦虑，以及家庭的关注点转向宝宝等多种因素综合作用的结果。

眼泪是新妈妈情绪的一种很好的宣泄物，偶尔哭泣一次没有关系，但如果经常这样势必对新妈妈身体造成危害。新妈妈产后身体虚弱、气血不足，身体各器官所能分配到的血液较平时少，如果此时新妈妈经常流泪，血液循环又不良，眼睛会很容易疲劳，甚至给眼睛留下健康隐患。

因此，新妈妈月子里千万不要经常哭泣，要注意排解内心的压力、忧伤及沮丧，新妈妈可以经常和丈夫坦诚沟通，听听音乐放松心情，每天给自己片刻闲暇与心灵对话……

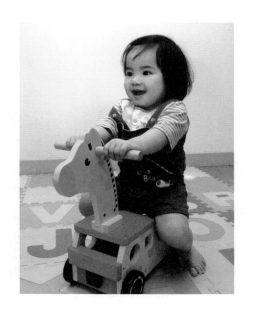

第3天

生理变化

乳房胀痛结硬块

产后第3天，许多新妈妈会出现乳房硬结、胀满、疼痛，甚至延及腋窝部的副乳腺，伴有低热，这被形象地称为"第二次生产之痛"。这主要是由于乳腺淋巴潴留、静脉充盈、间质水肿以及乳腺导管不畅。

乳腺由脂肪、乳腺腺泡和导管间质组成。妊娠期在雌激素的作用下，乳腺开始增生，胎盘泌乳素水平也不断增长，为产后泌乳做好准备。分娩后，大多数新妈妈就会有初乳分泌，而大量的乳汁分泌一般是在产后2~3天。这时，新妈妈会有明显的乳腺胀痛，乳腺表面温度升高，有时还会看见充盈的静脉，这就是开始泌乳的征兆。一般至产后7天乳汁通畅后，疼痛感就会得到缓解。

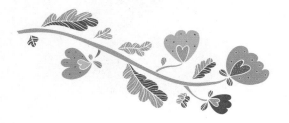

体温异常升高

有些新妈妈在产后3~4天，会因乳房血管、淋巴管极度充盈而出现体温升高，体温达到38~39℃，一般持续数个小时，但最多不超过12小时。对此，新妈妈不必担心，这属于正常的生理现象。新妈妈可通过乳房按摩、宝宝吸吮、人工挤奶等使乳涨减轻，从而降低体温。当然，如果新妈妈体温持续升高，甚至持续两天体温均超过38℃，就必须引起重视，因为新妈妈很可能已经发生了产褥感染，要及时告诉医生，以便第一时间检查和治疗。

> ·**幸福叮咛**·
>
> 这种乳房胀痛，对于那些在小宝宝出生后未及时哺乳的新妈妈，以及那些间隔时间太长才哺乳的新妈妈，显得尤为严重。因此，必须再次提醒那些刚刚分娩的新妈妈们，早开奶不仅对小宝宝有益，也能帮助新妈妈有效缓解涨奶症状。

住院起居

睡眠充足身体好

新妈妈产后要学会创造条件，让自己多睡一会儿。有时候，即使是半小时的睡眠也能让疲劳的新妈妈恢复精神。新妈妈产后，维持子宫正常位置的韧带变得松弛，子宫位置可随体位的变化而变化。新妈妈如果长时间仰卧睡眠，可使子宫后倾，不仅不利于恶露排出，还容易导致腰膝酸痛等症状。因此，新妈妈睡眠时不宜长时间仰卧。新妈妈早晚可选择俯卧位，注意不要挤压乳房，每次不超过半小时。平时可选择侧卧位，左右交替。当然，新妈妈短时间的仰卧睡眠是可以的。

可能出现的感染类型

新妈妈产后，身体虚弱，极易受到病毒、细菌的侵袭，造成身体感染。所以，新妈妈细心照顾宝宝的同时，也要密切关注自己的身体，及时发现身体的异常，才能更好地保护自己免受疾病

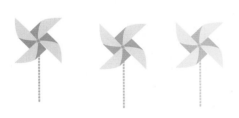

的困扰。新妈妈容易感染的疾病大致可分为以下几种。

🟠 呼吸系统炎症

a **易感时间：** 产后数天。

b **感染症状：** 发热、鼻塞流涕、咳嗽咳痰、声音嘶哑、咽痛胸痛等。

c **感染原因：** 多见于剖宫产手术后，手术伤口的影响，及新妈妈吸入性的细菌感染，需结合新妈妈病史及体检明确感染原因。

🟠 泌尿系统炎症

a **易感时间：** 产后数天。

b **感染症状：** 排尿困难、尿痛，局部灼热、疼痛，尿急、尿频但量少，尿中有红、白细胞。

c **感染原因：** 新妈妈分娩时会阴损伤或手术感染，产后卫生护理不当。严重时可感染肾脏，出现发热、下背肋脊疼痛等症状。

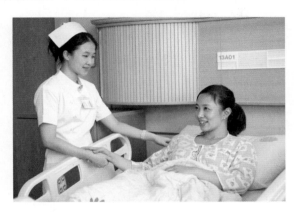

◉ 子宫内膜炎

a **易感时间：** 产后两周左右。

b **感染症状：** 下腹部疼痛，轻重不一，分泌物有异味，重者有发热、寒战、头痛等症状。

c **感染原因：** 新妈妈产前贫血或营养不良、剖宫产时间过长，以及生产过程中造成的伤害等，后期可引发输卵管炎症、子宫肌炎等症状。

◉ 乳腺炎

a **易感时间：** 产后两周左右。

b **感染症状：** 新妈妈多会乳房胀痛，还伴随有肿胀、发红、寒战、高热等症状。

c **感染原因：** 来自宝宝口、鼻中的金黄色葡萄球菌感染新妈妈乳房，加上新妈妈的乳头处有破损或皲裂时，就会造成病菌感染。

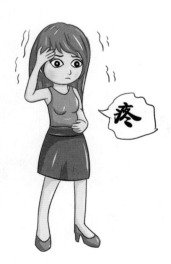

擦浴的注意事项

新妈妈产后及时清洁身体非常重要，可以帮助新妈妈消除疲劳，保持心情舒畅。但是，产后前几天，许多新妈妈身体比较虚弱，有些则会阴或腹部有伤口，遇到这些情况，新妈妈可做擦浴，等身体进一步恢复或伤口基本愈合后再淋浴。

擦浴的具体方法为：

a 开水中加10毫升药用酒精和10克盐。

b 把毛巾蘸湿、拧干，轻轻擦拭新妈妈的肚子及流汗较多的地方。

c 夏季可早、中、晚各擦一次，若天气比较凉爽，则在中午擦洗一次即可。

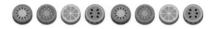

 ·幸福叮咛·

新妈妈一定要注意卫生清洁，在补充营养的同时，也要尽量增加活动量，加强身体锻炼，提高身体免疫力。要尽量避免盆浴和性交，密切关注自己的身体，对已出现的感染做到早治疗。

产褥操轻松做——头颈部运动

产后第3天，新妈妈产褥操除可做腹式呼吸外，还可进行头颈部运动，以使颈部和背部肌肉得到舒展。具体步骤为：

a 轻轻抬起头，试着用下巴靠近胸部，保持身体其他部位不动，再慢慢回到原位。

b 新妈妈要根据自身身体状况练习，一般每次做5~6组，每天做4~6次即可。

乳汁管理

乳房胀痛怎么办

新妈妈遇到乳房胀痛的情况，除及时开奶让小宝宝吸吮、挤出淤积的乳汁外，还可以通过哪些措施缓解胀痛呢？

◉ 热敷消除胀痛

先用温度40~50℃的热毛巾热敷整个乳房5分钟，再进行柔和的乳房按摩。一般上午和下午各一次。

◉ 柔和的乳房按摩

基本手法：用拇指、食指、中指的指腹面顺着乳腺管走向进行纵向按摩；用拇指、食指、中指在乳晕部四周进行旋转按摩；用拇指、食指、中指从乳房根部向乳头方向轻轻挤压按摩。

特殊手法：当乳汁淤积难以排出时，一手呈"C"字形托住乳房，并微微振动乳房，逐渐加大振动，另一手拇指、食指、中指从乳晕部向乳头方向按摩。

◉ 指导下中药调理

如果上述方法依旧不管用，可在医生指导下进行中药调理，如试试"散结通乳方"：柴胡、当归、王不留行、木通、漏葫等，水煎服。

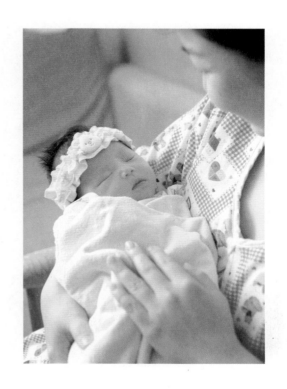

催乳，急不得

李玲今年26岁，两个多月前顺产一个六斤八两的宝宝，她和家人都知道母乳喂养的好处，因此宝宝一生下来，就想着如何使奶水充足。产后第三天，李玲就喝了大量的鲫鱼汤，当晚就出现了涨奶的情况。李玲和家人都很高兴。此后，李玲坚持着催乳"大业"。没想到，李玲的奶太多，宝宝吃不完，虽然时常把多余的奶挤出来，但自从催乳后持续了约一个月时间，李玲的乳房一直胀痛，用手一摸还有不小硬块。最后到医院检查，她竟然患上了乳腺炎。

李玲的情况并不少见。月子里，我们往往过多地考虑宝宝，总担心宝宝的奶是否够吃，而常常忽略了新妈妈的健康。要知道，产后一周内催乳不利于新妈妈的身体健康。研究发现，新妈妈的奶水情况与其遗传、体质、营养摄取等因素有关，刚生完宝宝的新妈妈身体比较虚弱，如果此时强行催乳会导致其更加虚弱。过早催乳，乳汁分泌过快、过多，可能出现以下问题：

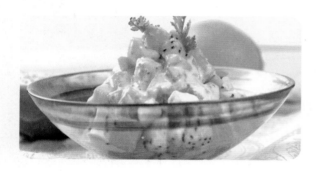

a 宝宝吃不了那么多奶，容易造成浪费。

b 新妈妈过早吃一些油腻的食物，容易造成消化不良。

c 过早喝催乳汤，乳腺管还没有畅通，很可能将过早分泌的乳汁堵在乳腺管内，从而造成积奶，严重的还会引起发热、乳腺炎等。

根据临床经验，新妈妈产后约一个星期身体才能得到基本恢复。此时，如果新妈妈乳量不足，可根据实际情况给予适当催乳。

剖宫产后乳汁少别紧张

许多剖宫产的新妈妈会出现乳汁少的情况，这是什么原因造成的呢？

a 剖宫产没有正常分娩时的宫缩，所以脑垂体产生的泌乳素就少，泌乳素可以使乳腺分泌乳汁。泌乳素少，新妈妈的乳汁自然就少。

b 剖宫产需要手术麻醉，会影响乳汁分泌。

c 剖宫产手术后，新妈妈一时不方便喂宝宝。如果没有得到宝宝的及时吸吮，无法建立起泌乳反射，新妈妈的乳汁分泌就会受到影响。

> **·幸福叮咛·**
>
> 乳汁分泌是一个自然的过程，当新妈妈摄取能量和各种营养素充足、心情愉悦，宝宝早开奶，乳汁分泌一般都能顺利完成。

新妈妈要明白，剖宫产不是乳汁少的绝对原因，很多剖宫产的新妈妈经过努力，都是可以正常哺乳的。

a 新妈妈要保持心情舒畅，术后24小时可以适当下床活动。

b 保持乳头清洁，适当热敷乳房。新妈妈每天可以用热毛巾敷乳房3～4次，每次10～15分钟，这样可促进血液循环，有利于乳汁分泌。

c 让宝宝早吸吮，这一点非常重要。剖宫产手术后，新妈妈很累、伤口很痛，但也要在半小时内让宝宝吸吮乳头。此后也要频繁吸吮，以更好地促进新妈妈乳汁分泌。

d 剖宫产7～10天后，新妈妈可适当多吃一些催乳食物，如鲫鱼汤、花生猪蹄汤等，以保证充足的营养和水分。

饮食调理

红糖进补知多少

在产后第1餐中，我们便提到了红糖。我国素来也有新妈妈产后吃红糖的习俗，这是具有一定科学道理的。

红糖含有丰富的营养成分，是新妈妈必不可少的。红糖含铁量较高，远胜于其他各类糖，而铁是构成血红蛋白的一种重要成分，对于新妈妈来说，红糖是一种补血佳品。红糖中含有胡萝卜素、维生素B_2、烟酸以及锌、锰、钙、铜等微量元素，有助于产后调养、能量和铁质的补充，有助于防治产后贫血。不过，有些新妈妈产后食用红糖时间过长，甚至连吃20～30天，这种做法反而不利于产后子宫恢复。因为产后10天左右，恶露已逐渐减少，子宫收缩开始恢复正常，继续食用红糖水可因其活血作用而使恶露增多，造成失血不止。所以，新妈妈吃红糖要适度。

"生化汤"究竟是什么

有许多新妈妈听家里的老人说产后要喝"生化汤"。大多数新妈妈感到很迷茫，这生化汤究竟是什么？对身体有什么好处？又该如何喝呢？生化汤是新妈妈产后常用方剂。清朝名医傅青主的著作《傅青主女科》指出：生化汤生新血、化瘀血，于是取其第一字"生化"为名。

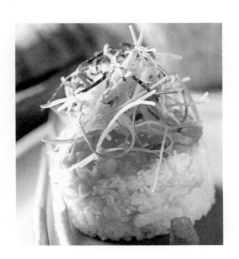

生化汤主要由当归、川芎、桃仁、干姜、炙甘草组成。其中当归可养血补血，川芎可行血活血，而桃仁则可破血化瘀，整个方子的目的就在养血、活血、补血、祛恶露。

◉ 喝生化汤的必要性

在胎儿及胎盘组织娩出后，子宫靠肌肉的收缩让血管受到压迫而止血，若收缩不好，这些血管会持续开放而造成出血不止，若形成血块积在子宫腔内，会造成子宫肌肉层收缩不良，出血情形会更恶化。

而胎盘着床部分的子宫内膜需要再生，这部分的血栓块要剥落，新的子宫内膜才能长得完整，一般剥落的过程需两周左右，而生化汤的真正功用就在这段时期。

◉ 科学服用生化汤

一般来说，新妈妈在产后2~3天，即可开始喝生化汤，一般为1天1帖，分早晚两次服用。自然产约服7帖，剖宫产约服5帖，两餐间服用效果最佳。

新妈妈喝生化汤不要超过产后2周，因为在这之后，生化汤反而对子宫内膜的新生造成负面影响，它会让新生子宫内膜不稳定，反而会出血不止。这也是生化汤最常见的副作用。

"月子水"请谨慎喝

不知从什么时候起，流行起了"月子水"，价格从十几元到几百元一瓶不等，其功效被宣传得很神奇，说可以增加营养，还能健美瘦身，因此受到不少新妈妈的追捧。那么，如此昂贵的"月子水"究竟是什么？它真的有那么神奇吗？所谓"月子水"，其实就是提取的米酒精华。商家鼓吹其有两大优点：

其一，不含酒精。酒精会影响母乳分泌，影响宝宝的心脑血管及神经系统发育。商家剔除了米酒中的酒精，把有用的成分保留了下来。其二，小分子水。商家把经过处理的水，转化为小分子水。新妈妈产后细胞松弛，小分子水不容易囤积在细胞里。

· 幸福叮咛 ·

生化汤自古以来有"产后第一汤"之称。生化汤中药房都有配方，要在医生指导下服用。因为新妈妈生产后，医生常常会开子宫收缩剂。医生会建议新妈妈出院后再食用生化汤。

对此，专业人士指出，现在宣传的小分子水概念，学术上有争议。此外，"月子水"既然是一种米酒，那么它就应该有所有米酒的主要成分氨基酸，但检查报告显示，市场上的多种"月子水"均未检查出氨基酸，而且蛋白质少得可怜，钠和钙的含量也很低。可以说，大多数"月子水"中几乎没有营养可言，自然也就无法帮助新妈妈补充营养、恢复体形，更没有催乳的效果。

·幸福叮咛·

"月子水"骗局已被多家媒体曝光，很多"月子水"不仅营养很低，而且有些甚至是用食品添加剂勾兑而成。新妈妈为了自己及宝宝的健康着想，请谨慎喝"月子水"。

一日饮食方案推荐

产后第3天，新妈妈会出现乳房胀痛等状况，此时新妈妈不要急着吃催乳食物，还是应该以补虚开胃、滋阴养血、利尿消肿等食物为主。

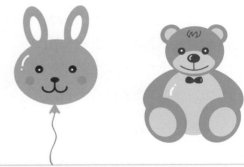

早餐	红豆杂果粥，香蕉1个
上午点心	芝麻烧饼1个，豆浆1杯
午餐	米饭，豆瓣鲤鱼，紫菜鸡蛋汤
下午点心	牛奶荷包蛋
晚餐	蘑菇番茄鸡肉面
晚上点心	小米粥

🍽 红豆杂果粥

原料 红豆 100 克，粳米 100 克，核桃 30 克，红枣 30 克，花生 30 克，白糖适量。

做法 ❶ 将核桃、红枣、花生洗净后放入清水中浸泡 30 分钟，捞出备用。❷ 红豆、粳米分别洗净，倒入锅中，加适量清水，开大火煮沸后改小火继续熬煮。❸ 待红豆五成熟时放入泡好的核桃、红枣、花生，一起熬煮成粥，最后加白糖调味即可。

推荐理由 红豆所含大量皂角甙和膳食纤维能够刺激肠道，具有利尿消肿、润肠通便的作用。核桃和花生中含有丰富的优质蛋白质、多种维生素及矿物质。红枣则是气血双补的食疗佳品。

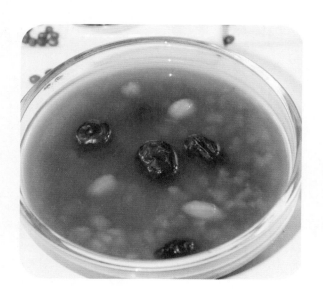

🍽 豆瓣鲤鱼

原料 带骨鲤鱼肉 200 克，豆瓣酱 20 克，葱 10 克，姜 10 克，蒜 10 克，湿淀粉 15 克，食用油、酱油、料酒（少许）、白糖各适量。

做法 ❶ 鲤鱼肉洗净，切块；葱、姜、蒜洗净，切末。❷ 食用油入锅，旺火烧至油热，下鱼块炸黄捞出。❸ 锅中留少许油，下葱末、姜末、蒜末、豆瓣酱，加适量酱油、料酒、白糖、清水。❹ 将鱼块放入锅中，待鱼煮熟，用湿淀粉勾芡即可。

推荐理由 鲤鱼味甘、性平，可利水消肿、下气通乳，特别适合产后新妈妈食用。吃时注意剔除鱼刺。

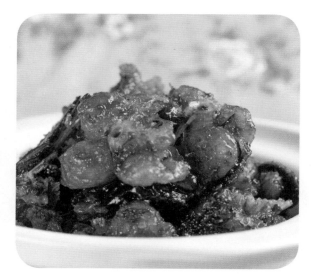

紫菜鸡蛋汤

原料　紫菜 30 克，鸡蛋两个，葱 10 克，香油、盐各适量。

做法　❶ 鸡蛋打散，葱洗净切末。❷ 锅中放适量清水，煮开后将鸡蛋均匀地倒入锅中。❸ 沸腾后放紫菜煮片刻，加葱末、适量香油和盐调味即可。

推荐理由　紫菜鸡蛋汤做法简单，营养丰富，含有蛋白质、脂肪、卵黄素、维生素和钙、铁、钾等矿物质。

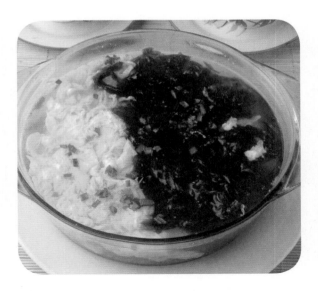

牛奶荷包蛋

原料　鸡蛋 100 克，牛奶 150 克，苹果 80 克，白糖适量。

做法　❶ 苹果去皮去核，切成丁备用。❷ 锅中加适量清水，烧开后将鸡蛋打入，煮熟盛入碗中。❸ 将牛奶和苹果丁倒入锅中，加适量白糖调味，煮沸后倒入碗中即可。

推荐理由　鸡蛋和牛奶都含有丰富的优质蛋白质和多种矿物质，可以帮助新妈妈补充营养。这款甜汤可健脾开胃、补钙除烦。

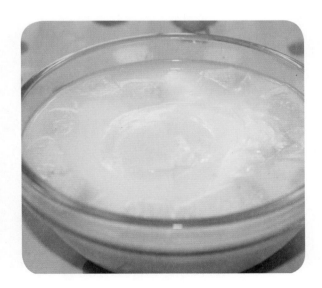

🍽 蘑菇番茄鸡肉面

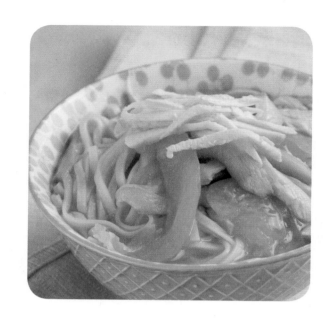

原料 面条 200 克，鸡肉 100 克，番茄 50 克，蘑菇 50 克，洋葱 20 克，食用油、盐各适量。

做法 ❶ 鸡肉洗净，切丝；番茄洗净，切瓣；蘑菇洗净，切片；洋葱洗净，切丁。❷ 锅中加适量清水，放入面条煮熟后捞出备用。❸ 锅中加适量食用油，烧热后倒入蘑菇片、洋葱丁翻炒片刻，然后倒入鸡肉丝翻炒，放入番茄瓣，加适量清水、食盐调味，开文火煮至八成熟。❹ 倒入煮好的面条，收汁装盘即可。

推荐理由 鸡肉脂肪含量少，蛋白质、铁的含量却很高，容易消化，有助于产后新妈妈催乳。这款面营养丰富，开胃补血，非常适合产后新妈妈食用。

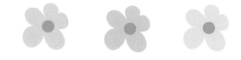

心理调适

新妈妈切忌情绪波动大

有些新妈妈月子里情绪波动大，焦虑、不安、生气、忧虑等情绪纷至沓来，这容易影响新妈妈及小宝宝的身心健康。

首先，种种情绪的起伏，易影响新妈妈的大脑皮层活动，抑制催乳素的分泌，使新妈妈乳汁缺乏，从而导致宝宝吃不饱。其次，新妈妈心情不好，不仅无法照顾好小宝宝，还会让宝宝难以和新妈妈建立起良好的依恋关系。缺乏这种依恋关系的宝宝，长大后往往难以与他人建立信任关系，常会发生人际交往障碍。因此，新妈妈为小宝宝的现在及将来着想，也应尽力保持情绪平稳，心情舒畅。

新妈妈容易吃宝宝的醋

宝宝出生后，有些新妈妈产生了丈夫的爱都转移到了宝宝身上的错觉，新妈妈在一段时间里对此郁闷不已。新妈妈这是在吃小宝宝的醋。其实，这是一种正常的心理变化，新妈妈不必紧张，只要能给予适当调适，就能很快改变这种现状。

◉ 提醒丈夫

新妈妈可以直接提醒丈夫："你可不能有了宝宝，就忘记我哦！"新妈妈的提醒，会让丈夫在爱宝宝的同时，也会尽力维持对新妈妈的呵护。

◉ 耐心等待

宝宝出生后，丈夫对宝宝的爱很明显，但新妈妈不能嫉妒，要相信自己在丈夫心中的地位不会因宝宝的出现而改变。新妈妈应该给丈夫一点过渡时间，让他充分体会初为人父的喜悦。

◉ 浪漫生活

新妈妈可以对丈夫提出一些合理的要求，如让丈夫亲自做一份自己喜欢吃的食物，陪自己一起听听歌，与丈夫说一些只属于两个人的悄悄话。这些都能让新妈妈感受到，丈夫的爱一直陪伴着自己。

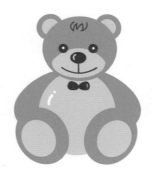

第4天

生理变化

产后抑郁悄悄袭来

产后第4天，新妈妈除了乳汁分泌增加外，还会出现哪些变化呢？

此时，许多新妈妈也都感受到了情绪的波动，敏感、容易生气，甚至对很多事情提不起兴趣。然而，很少有新妈妈知道，这是因为体内激素急剧下降所致，就像坐上了过山车，从顶点突然下降到了低谷，这便是产后抑郁的主要原因。

乳汁分泌开始增加

产后第4天，大多数新妈妈乳汁分泌开始明显增加。乳汁分泌是在内分泌系统作用下进行的，多种内分泌激素参与完成，其中泌乳素是维持乳汁最重要的激素。

然而，很少有新妈妈知道，喜怒哀乐等情绪会影响乳汁的成分和分泌量。产后第4天，许多新妈妈进入了情绪低谷期，开始遭遇产后抑郁的

种种不适，不良的情绪会影响乳汁分泌。因此，新妈妈此时一定要注意情绪修炼。

住院起居

慎用产后束腹带

新妈妈产后身体虚弱，体内各韧带弹性未能完全恢复，很容易造成脏器下垂。例如子宫脱垂，其主要表现为小腹部有坠胀感，胃下垂，饮食后立即有上腹部充盈感，胃部隐隐作痛……因此，医生会建议新妈妈使用适合自己的束腹带，以帮助肌体支撑内脏器官。对于剖宫产的新妈妈来说，产后及时使用束腹带，还能起到止血、促进伤口愈合的作用。不过，新妈妈在使用束腹带时，一定要注意方法，以免对身体造成损害。

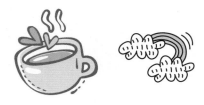

⚙ 正确使用束腹带

束腹带的使用因人而异，最好在医生的指导下进行。使用时，注意束腹带不宜太紧，否则不仅压迫腹腔，还不利于腰部血液循环，并可能诱发某些疾病。

束腹带应在每天饭后半小时、小便排空后使用，下次饭前半小时将其取下，晚上睡觉时不要使用束腹带。

顺产的新妈妈，应加强锻炼，经常做一些产褥操，而不宜长期依赖束腹带。剖宫产的新妈妈，在腹部拆线后，也不宜长期使用束腹带。身体过瘦或内脏有下垂症状的新妈妈，待脏器举托复位后应取下束腹带。

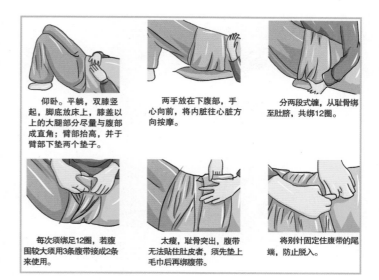

仰卧。平躺，双膝竖起，脚底放床上，膝盖以上的大腿部分尽量与腹部成直角；臀部抬高，并于臀部下垫两个垫子。

两手放在下腹部，手心向前，将内脏往心脏方向按摩。

分两段式缠，从耻骨绑至肚脐，共绑12圈。

每次须绑足12圈，若腹围较大须用3条腹带接成2条来使用。

太瘦，耻骨突出，腹带无法贴住肚皮者，须先垫上毛巾后再绑腹带。

将别针固定住腹带的尾端，防止脱入。

⚙ 千万不要长期使用

新妈妈千万不要长期使用束腹带，否则易导致下肢静脉曲张、痔疮、腰肌劳损等疾病。此外，会增加腹压，造成内生殖器官正常位置的改变，如阴道前后壁膨出、子宫脱垂等。一般来说，建议新妈妈月子里正确使用束腹带，月子后则用锻炼代替束腹带，仰卧起坐效果最佳。

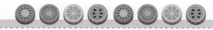

·幸福叮咛·

其实，新妈妈想要恢复苗条身材，比束腹带更重要的是做到以下两点：坚持母乳喂养。产后母乳喂养不仅可以减少体内脂肪，促进子宫恢复，还有助于恢复体形。适当锻炼。新妈妈根据自身恢复状况，有针对性地做一些产褥操，可有效增加肌肉张力，减少脂肪。

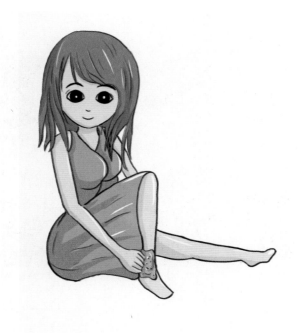

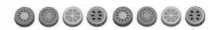

· 幸福叮咛 ·

　　对于脚部疼痛，新妈妈月子里尤其要注意预防。新妈妈月子里，只要经常下床活动，哪怕是最简单的走动，不仅能有效预防脚跟脂肪垫退化，还能调节神经功能、改善睡眠、增进食欲。

手脚疼痛怎么办

　　有些新妈妈产后会出现手脚疼痛，许多人认为这是受了风寒所致，其实并非如此。新妈妈产后手痛常发生在手腕和手指关节处。研究发现，新妈妈在产后哺乳期间，由于身体内部内分泌激素的变化，常使肌肉、肌腱的弹性和力量有不同程度下降，关节囊和关节附近的韧带也常会出现张力下降，因此导致关节松弛。在这种情况下，如果新妈妈不注意休息，从事较多体力活动，会使原本已经脆弱的关节、肌腱、韧带等负担过重而出现疼痛。

　　新妈妈产后脚痛常发生在脚跟部，这是由于脚跟脂肪垫退化所致。新妈妈产后如果不注意下床活动，时间长了，脚跟脂肪垫就会出现退化现象，这样一旦下地行走，就易出现脚跟脂肪垫水肿、充血等炎症，从而引起脚跟疼痛。那么，新妈妈出现手脚疼痛该怎么办呢？

　　a 出现手部疼痛时，新妈妈要注意休息，不宜做过多的运动，要注意减轻手指和手腕的负担。新妈妈要避免寒冷的刺激，洗漱一定要使用温水。

　　b 新妈妈不慎患上了手脚疼痛，可以进行热敷。热敷时用热毛巾即可，如果能加上一些通经活络、祛风除湿的中草药，效果更佳。

　　c 按摩也是不错的选择。新妈妈可在疼痛处轻轻按压，压30秒，放开10秒，交替进行。

产褥操轻松做——手脚运动

产后第4天，新妈妈产褥操可增加手部和脚部运动，以使全身肌肉得到更好放松。

◉ 手部运动

a 面朝上平躺，伸直双手手臂，握拳。

b 接着把手张开，五指尽量外张。

c 一般每回做10次，每天做4～6次即可。

◉ 脚部运动

a 面朝上平躺，双腿并拢，脚尖伸直。

b 脚尖尽力向头的方向跷，保持呼吸两次左右，恢复原状。

c 脚尖尽力向前伸，绷紧腿部肌肉，膝盖不要凸起，保持呼吸两次左右，恢复原状。

d 一般每回做10次，每天早、中、晚各一回即可。

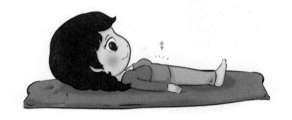

乳汁管理

每天要喂多少次

新妈妈选择了母乳喂养，就等于是选择了在很长的一段时期内，都要有足够的耐心来应对"难缠"的宝宝。

新生宝宝不能用明确的语言来表达自己的意图，新妈妈不能时刻问宝宝："你饿不饿？"因为宝宝即便能听懂，也不会明确回答，所以新妈妈掌握喂奶的最好时机，就是宝宝饿了，自己寻求妈妈奶水的时候。

新妈妈会发现，第一个月的宝宝像在跟自己玩游戏，每隔两个多小时就要吃奶，而此时的新妈妈可能刚准备休息，于是就很不耐烦。其实，新妈妈要理解，这是宝宝的正常生理需求，乳汁中大部分的成分是水，宝宝虽然暂时吃饱了，但随着他代谢和活动量的增加，吃进去的乳汁很快就会被消化吸收，所以宝宝吃奶的频率会很高。一般一天喂10～12次，甚至更多次都是正常的。一般一个月后，每3～3.5小时喂一次就够了。随着宝宝的生长，吃奶的次数也会逐渐减少。总之，新妈妈的喂奶次数要由宝宝来决定，只要宝宝需要，新妈妈就要尽量满足。

每次喂奶多长时间

宝宝虽然不会说，但他们的情感一点不比成人少。如果新妈妈能让宝宝想吃就吃，想吃多久就吃多久，那宝宝就会在自然的满足中学会正确的吃奶方式。如果宝宝还没吃饱，新妈妈就强行断开宝宝，或宝宝怎么吃都吃不饱，就会增加宝宝的烦躁情绪，甚至产生哭闹、厌奶的情况。

新妈妈一定要有耐心，宝宝只有吃饱了，才会不哭不闹，健康成长。同时，宝宝的吸吮会刺激新妈妈的乳汁分泌，奶水充足了就会缩短宝宝的吸吮时间。

一般来说，宝宝吃奶的时间在20～30分钟，新妈妈可以根据宝宝的反应来判断宝宝是否吃饱。通常宝宝吃饱了就会自己松开乳头，并露出十分满足的神情。如果宝宝一直含着乳头不放，甚至开始出现烦躁情绪，就表示宝宝没有吃饱，新妈妈可以给宝宝换一侧喂奶。

>
> **·幸福叮咛·**
>
> 新妈妈一定不要因为宝宝的频繁吃奶而感到不耐烦，只有宝宝吃饱了才会安静睡觉，新妈妈也能得到更好的休息。只要在后期的哺育中，新妈妈多注意调节宝宝的夜间吃奶时间，就会减少很多麻烦。

隔多久喂一次奶

新妈妈最好不要为了自己能休息好而强制性地给宝宝安排吃奶时间，也不要宝宝一哭就给宝宝喂奶。因为只有在宝宝真正需要的时候喂奶，宝宝才会吃好，不然只会让宝宝每次都吃不好，形成恶性循环。所以，新妈妈的喂奶间隔要由宝宝来决定，饿了就吃，饱了就停。一般来说，宝宝的吃奶时间间隔在2～3小时。

如果宝宝刚吃没多久就哭闹，新妈妈不要急着喂奶，可以先检查一下宝宝的尿布，或检查一下宝宝的身体是否有不适的地方，有时候宝宝只是想让人抱一抱、哄一哄……

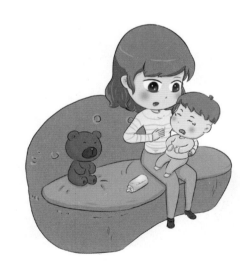

饮食调理

鸡蛋进补不宜过量

鸡蛋被认为是新妈妈月子里最应该吃的滋补食物，那是不是吃得越多营养就越高呢？答案是否定的，鸡蛋的进补也需要控制，不宜过量。

鸡蛋含有丰富的蛋白质、脂肪、矿物质等，适量食用会补充新妈妈的身体所需，也会满足宝宝的身体需要。但如果大量进食，不仅吃进去的营养不能全部吸收，还会加重肾脏负担，多余的脂肪会造成身体肥胖。此外，蛋黄中胆固醇的含量较高，吃多了，会增加新妈妈患高血压的概率。此外，鸡蛋虽能补充新妈妈需要的蛋白质，但并不能代替其他食物满足新妈妈身体的全面需求。新妈妈吃鸡蛋应以适量为原则，每天吃1～2个鸡蛋就够了，在吃鸡蛋的同时，也要进食水果、蔬菜及其他富含蛋白质的食物，如瘦肉、鱼等。

新妈妈应以煮鸡蛋、鸡蛋羹、鸡蛋汤的形式进食鸡蛋，这样的烹饪方法不仅能更好地保存鸡蛋的营养成分，也会在高温下将蛋白质大分子转化为更容易吸收的小分子物质，更适合胃肠功能尚未恢复的新妈妈食用。生鸡蛋不仅不利于消化，还潜藏着致病的沙门氏菌；油煎鸡蛋不仅不利于消化，而且油腻，影响新妈妈胃口。

月子里喝水有讲究

有老人说："月子里多喝水，会变水桶腰！"新妈妈生完宝宝后，身体里留存着大量多余水分，产后一段时间后才能通过出汗和尿液排出。尤其是产后一周左右，新妈妈常会出虚汗，排尿也比较多。

也就是说，新妈妈月子里多汗、多尿，再加上哺乳的需要，如果限制饮水，那么就易造成脱水或奶水不足。

因此，营养专家建议新妈妈月子里应在正常食物摄入的基础上适当增加汤水类。一天至少要补充1200～2000毫升的汤水，保证乳汁充足，但也不要为了下奶而过多饮用，只要不感到口渴即可。

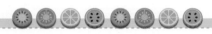

·幸福叮咛·

新妈妈产后24小时内不宜多吃鸡蛋等富含蛋白质的食物，否则会胃内胀气，加重身体不适。新妈妈月子里缺少不了肉汤，肉汤里含有易于人体吸收的蛋白质、维生素、矿物质等，对新妈妈和宝宝都很有益。但肉汤里含有太多脂肪，新妈妈摄入越多，乳汁中的脂肪含量也越多。含有高脂肪的乳汁不易被宝宝吸收，往往引起宝宝腹泻。因此，熬制肉汤时不宜过浓，新妈妈宜撇开上层油沫再饮用。

建议新妈妈喝水时以白开水为主。有些新妈妈喜欢喝碳酸饮料、茶、咖啡，这些饮品中含有咖啡因，建议新妈妈最好不要饮用，否则咖啡因会通过乳汁进入宝宝体内，引起宝宝过度兴奋，会对宝宝的健康发育造成不良影响。

月子里能喝蜂蜜吗

月子里，许多新妈妈都会出现便秘的情况。有些新妈妈会试图喝点蜂蜜水缓解。

饮食专家建议，哺乳的新妈妈还是少喝蜂蜜水为好，因为蜂蜜、蜂王浆等都含有一定量的激素，虽然是天然的，但这些激素成分会通过乳汁被宝宝吸收，易导致宝宝发育过早，影响健康成长。

当然，没有哺乳的新妈妈可以喝蜂蜜水，有较好的润肠通便效果。冲蜂蜜的水不宜高于40℃，蜂蜜不宜与孜然、豆腐、鲫鱼、韭菜、茶等同时食用。

一日饮食方案推荐

产后第4天，许多新妈妈会发生情绪波动，常常为一点小事而感到委屈，甚至伤心哭泣。出现这种抑郁情绪，不仅影响新妈妈的精神状态，还会影响乳汁分泌。此时，新妈妈在努力调节情绪的同时，应适当吃些抗抑郁的食物，如香蕉、鸡蛋、牛奶、芝麻、菠菜、红豆、瘦肉、鱼肉、海产品等。

早餐	菠菜粥，鸡蛋1个，香蕉1个
上午点心	豆沙包两个
午餐	米饭，西芹百合，黑芝麻猪肉汤
下午点心	芝麻榛仁饼两个，牛奶1杯
晚餐	山药红枣粥
晚上点心	肉末蒸蛋

🍴 菠菜粥

原料 菠菜 50 克，大米 100 克，香油、盐适量。

做法 ❶ 菠菜洗净，置开水中烫至半熟，捞出切成小段。❷ 大米洗净，浸泡 30 分钟，连同泡米的水一同置锅内，再加入适量的水煮成粥。❸ 加入菠菜再煮沸，入香油、盐调味即可。

推荐理由 菠菜能有效清理人体肠胃的热毒。中医认为菠菜性甘凉，能养血止血、敛阴润燥，因而可防治便秘。菠菜还富含酶，能刺激肠胃、胰腺的分泌，既助消化，又润肠道。

🍴 豆沙包

原料 红豆 200 克，面粉、酵母各适量。

做法 ❶ 面粉中加适量清水，放入适量酵母，揉成面团备用。❷ 红豆洗净，倒入锅中煮至烂熟，捣成豆沙备用。❸ 将发酵好的面团揉匀，制成剂子，擀成包子皮，包入豆沙做馅。❹ 将包好的豆沙包放入锅中蒸熟即可。

推荐理由 红豆营养丰富，含有淀粉、钙、磷、铁等营养物质，具有健脾益胃、利尿消肿的作用。此外，红豆中含有丰富的 B 族维生素，可有效减轻新妈妈的情绪波动。

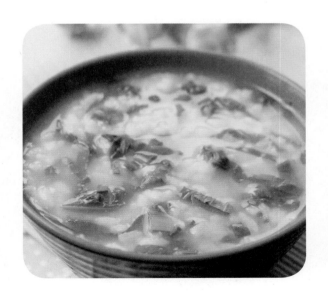

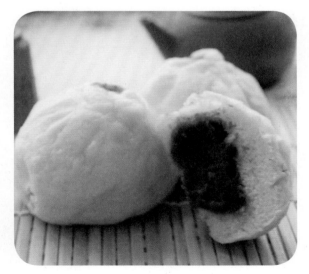

🍴 西芹百合

原料 西芹 200 克，百合 100 克，香油、蚝油、芝麻、酱油、盐各适量。

做法 ❶ 西芹洗净，切斜条，倒入开水中略焯，捞出控去水分；百合洗净，倒入开水中略焯，捞出控去水分备用。❷ 准备一个干净的碗，根据个人口味，加适量香油、蚝油、酱油、盐搅拌均匀，撒上芝麻，制成调味汁。❸ 将焯好的西芹条放在盘上，周围摆好百合围成花边，放置 15 分钟后即可蘸取调味汁食用。

推荐理由 西芹富含的纤维素可以加快粪便在肠内的运转时间，快速排出有毒物质，过滤人体废物。百合富含水溶性纤维素果胶，具有通便功效。此菜具有养阴清热、润肺止渴、排出毒素、宁心安神、利大小便的作用。

🍴 黑芝麻猪肉汤

原料 黑芝麻 60 克，瘦猪肉 250 克，胡萝卜 40 克，葱、姜、盐、麻油各适量。

做法 ❶ 黑芝麻洗净；瘦猪肉洗净，切小块；胡萝卜洗净，切小块。❷ 黑芝麻、瘦猪肉、胡萝卜一起放入砂锅中，煲 50 分钟。❸ 放入盐、葱、姜和麻油调味即可。

推荐理由 此汤味道可口，营养丰富，补益气血，是新妈妈产后恢复的理想菜肴。

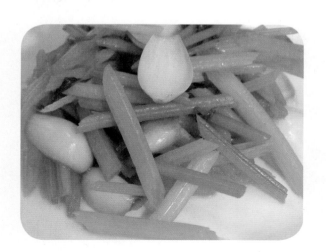

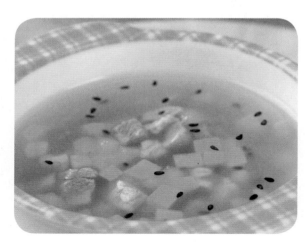

芝麻榛仁饼

原料　面粉 250 克，芝麻 50 克，榛子 50 克，鸡蛋 50 克，核桃 25 克，植物油、白糖、碱适量。

做法　❶ 面粉中加适量白糖、碱、植物油和清水，和成面团备用。❷ 核桃、榛子、芝麻分别炒熟压碎，一起放入碗中，加适量植物油、白糖和面粉搅拌均匀，制成馅料备用。❸ 将面团放在案板上，揉匀后制成剂子，擀成圆饼，包入馅料后再次擀成圆饼。❹ 平底锅中加适量植物油，烧热后放入圆饼，煎至两面金黄即可。

推荐理由　芝麻富含不饱和脂肪酸、卵磷脂、维生素 A、维生素 E 及钙、铁、镁等矿物质，自古即是养生佳品。榛子具有强大的保健功能。这款主食可开胃补虚、放松心情。

山药红枣粥

原料　山药 30 克，红枣 30 克，大米 100 克。

做法　❶ 山药去皮，洗净，切小块；红枣去核，洗净；大米洗净。❷ 锅中放适量清水，放入大米旺火煮沸。❸ 加入红枣、山药，小火煮熟即可。

推荐理由　山药营养丰富，有强健身体的作用，其所含淀粉酶、多酚氧化酶等物质，非常有利于新妈妈脾胃消化吸收。红枣是新妈妈补虚养血佳品。山药红枣粥可补益脾胃，滋养阴血，养心安神。

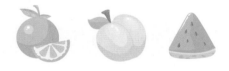

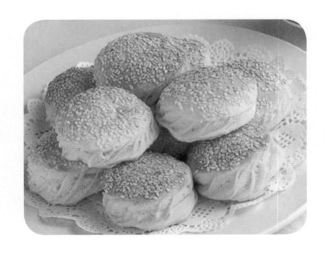

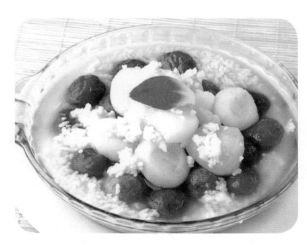

🍽 肉末蒸蛋

原料 肉末 100 克，鸡蛋两个，盐适量。

做法 ❶ 鸡蛋打散，与肉末拌在一起，放适量盐。❷ 加少许清水，拌至均匀。❸ 放入锅中隔水蒸煮，熟透即可。

推荐理由 肉末蒸蛋做法简单，有良好的补虚养血功效，尤其是维生素 A 含量较高，对新妈妈有良好的滋补效果。

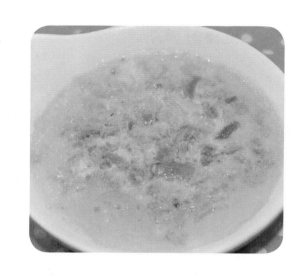

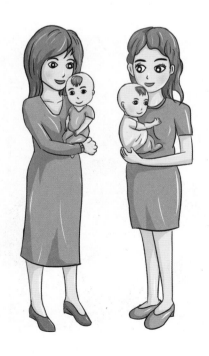

心理调适

产后容易焦虑不安

或许是由于太爱宝宝，或许是初为人母有许多疑惑，新妈妈产后容易陷入焦虑不安的负面情绪中。这些情绪虽达不到抑郁症的程度，但过分焦虑会影响新妈妈的身心健康。

所谓焦虑，是一种缺乏明显客观原因的内心不安或无根据的恐惧，如有些新妈妈总担心自己或宝宝生病，还有些新妈妈担心月子里身材走形。焦虑的新妈妈总是处于一种紧张情绪，表现为持续的精神紧张、缺乏安全感、坐卧不安、容易激动哭泣，甚至会伴有神经功能失调，出现口干、胸闷、心悸、厌食、便秘、出冷汗等症状。

焦虑对新妈妈的身心健康会造成很多不良影响，如果不能及时调适或治疗，新妈妈长期处于焦虑状态之中，就可能导致某些生理或心理上的疾病。轻者会出现疲劳、头痛、背痛、消化不良、失眠、脱发等，重者易引发抑郁症，还会导致溃疡、高血压、高胆固醇等疾病。

新妈妈如何克服焦虑

许多新妈妈在产后的最初一段时间里，都会有不同程度的焦虑不安。那么，新妈妈该如何克服这种负面情绪呢？

✸ 调整心态

有焦虑情绪的新妈妈，当遇到一些陌生问题时，总会不由自主地往事情最坏的一面想，自己吓唬自己。这些新妈妈要学会调整心态，遇到问题要往好的方面想一想，这样就能轻松很多。

✸ 自我调适

新妈妈不要总让自己的情绪集中在使自己精神焦虑的事情上，试着把自己的注意力转移到新的事物上，这种新的心理体验能有效缓解焦虑情绪。

✸ 学会放松

有意识地在行为上表现得轻松、自信。新妈妈可以用音乐、书籍等帮助放松，还可以向闺蜜、家人倾诉。此外，新妈妈月子里可以结交新朋友，尤其是有育儿经验的妈妈，共同的期望能有更多共同语言，在彼此交流中让焦虑情绪释放出来。

✸ 专业治疗

如果新妈妈不仅焦虑不安，同时还伴有睡眠不好、食欲下降、头痛便秘等情况，新妈妈可以寻求心理医生的帮助，早干预、早疏导、早治疗。

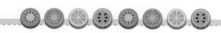

·幸福叮咛·

新爸爸要特别留意新妈妈的情绪变化，多与新妈妈沟通，注意避免刺激性的话语。如果发现新妈妈焦虑情况严重，要及时配合新妈妈尽早就医。

第 5 天

生理变化

身体疲惫感减轻

对于女人来说，怀孕分娩是一个大工程，不仅消耗大量的体力、精力，身心上也面临巨大的挑战。因此，许多新妈妈产后都会觉得十分疲惫。

新妈妈产后疲惫，主要表现在以下几点：常常感觉睡不醒，到了睡觉的时间又很难入睡，浑身乏力，腰酸背痛，经常出虚汗，总是提不起精神，变得健忘且容易紧张，变得脆弱且莫名其妙地哭泣。

经过产后几天的休息调养，到了产后第5天，新妈妈身体疲惫感已经明显减轻。新妈妈只要继续注意身心调养，身体疲惫感会很快消失。

会阴疼痛渐渐消失

产后第5天左右，随着会阴切开部位浮肿的减轻，疼痛也会渐渐消失。如果产后7~10天，新妈妈会阴部位依旧疼痛，伤口周围就很有可能被感染，有血肿或炎症，新妈妈需要及时告诉医生，千万不要自行在伤口处涂抹软膏。

住院起居

剖宫产拆线后护理

一般来说，剖宫产手术后拆线时间根据切口不同而定，正常情况下如果是横切口术后5天拆线，竖切口术后7天拆线。但如果是胖胖的新妈妈，腹压会相对较高，可适当延长拆线时间，以免拆线过早导致伤口裂开。随着现代医学的发展，现在有了一种新的敷料，剖宫产术后伤口不用拆线。新妈妈剖宫产拆线后，要特别注意以下几点：

a 保持疤痕处的清洁卫生，及时擦去汗液。

b 术后几天要注意适当加强营养，以提高身体的抵抗力。

c 可适量做一些轻微运动，以促进伤口愈合，但要避免剧烈运动及过度伸展。

d 疤痕处痒痛时不要用手抓，亦不可过早揭掉疤痕痂皮，以免延缓疤痕修复。

e 避免阳光直接照晒伤口，从而使疤痕颜色加深。

洗头要注意的事

新妈妈分娩的过程中会大量出汗，而产后汗液更会增多，新妈妈的头发和头皮会变得很脏。这个时候若按照老规矩不洗头，不仅味道难闻，还可能引起细菌感染，并造成脱发、发丝断裂或分叉。所以，月子里只要新妈妈的健康情况允许，就可以洗头。

不过，为了新妈妈的健康着想，必须特别注意以下几点：

a 洗头不宜太勤，洗完后立即擦干或用吹风机吹干。

b 洗头时水温要适宜，不要过凉，最好保持在40～45℃，浴室内外温度差不要太大。

c 月子里洗头时，不要使用太刺激的洗发用品。

d 洗完头后及时把头发擦干，再用干毛巾包一下，避免湿气挥发时带走大量的热量。

e 梳理头发时，最好用木梳，避免产生静电刺激头皮。

f 新妈妈洗完头后，在头发未干时不可马上睡觉，避免湿邪侵入体内，引起头痛和颈痛。

产褥操轻松做——腹肌运动

产后第5天，新妈妈做产褥操可增加腹肌运动，不仅能帮助新妈妈早日康复，还可防止子宫后移，促进子宫回到正确的位置上。具体步骤为：

a 面朝上平躺，双腿曲起，双手放在背下，使后背拱起。

b 轻轻用力收缩腹部肌肉，不要憋气，慢慢使身体恢复平直。

c 一般每组做5～10次，每天做4～6组即可。

d 新妈妈也可以面朝下趴着，枕头放在腹部下，脸朝向一边，保持自然呼吸，这是一种比较轻松的腹肌运动。

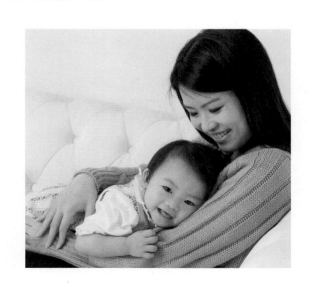

乳汁管理

喂一侧还是喂两侧

一般来说，新妈妈的一只乳房无法满足宝宝的需求，新妈妈可以让宝宝先吃一边的乳房，然后再换另一只，下次则反顺序进行。如果宝宝自己吐出乳头且乳房摸上去很松软，或吃了很长时间都听不到宝宝咽奶的声音，新妈妈就需要给宝宝换另一侧乳房。

有的新妈妈奶水充足，或宝宝食量小，吃一侧就能饱，新妈妈就要把另一侧多余的奶都挤掉，这样才会更有利于乳汁的分泌。新妈妈涨奶而宝宝不饿时也可以将奶挤出来，挤出的奶可以用容器装好放在冰箱里，日后宝宝可以食用。

新妈妈一定要注意不能让宝宝只吃一侧的乳汁，这样不仅不利于另一侧乳汁分泌，时间久了，宝宝就会只习惯于这一侧吃奶，而不吃另一侧。这样就会造成新妈妈乳房大小不一，而且不利于新妈妈的乳汁分泌，容易出现涨奶。

乳汁少也要坚持定时哺乳

有些新妈妈发现，自己的乳汁有点少，她们很担心无法满足宝宝的需要，因此便急着完全用奶粉代替母乳喂养宝宝。对此，育儿专家建议，乳汁少的新妈妈也应坚持定时哺乳。因为母乳是宝宝最健康、营养的食物，新妈妈即使乳汁少，也应选择母乳与奶粉混合喂养宝宝。

更重要的是，新妈妈的乳汁分泌与喂奶的频率成正比。如果新妈妈想增加奶量，就必须多喂养宝宝，宝宝的吸吮是刺激乳汁分泌最有效的方式。这也是为了满足宝宝下一阶段的需要做准备。如果新妈妈乳汁少，又停止哺乳，那么新妈妈将很难分泌充足的乳汁，更无法满足宝宝下一阶段的需求。新妈妈每次喂养宝宝时，两边乳房都要让宝宝吸吮，以保证两边都能有足够的刺激。

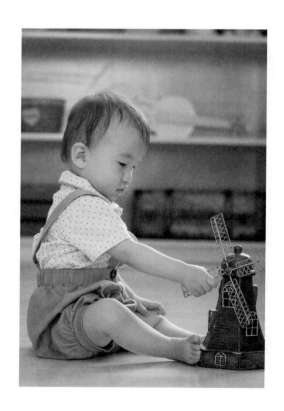

哺乳期不宜服用的药物

在哺乳期内，有些药物会严重影响小宝宝的健康，新妈妈应避免服用。

◉ 抗生素类

四环素、红霉素、氯霉素等抗生素在乳汁中排泄量不大，但却能不同程度地引起宝宝的不良反应，新妈妈哺乳期应禁用。

◉ 碘胺类

碘胺类药物属于弱酸性，不易进入乳汁，但由于宝宝肝脏的解毒能力差，可引发溶血性贫血，新妈妈应禁用。

◉ 中枢抑制类

苯妥英钠、苯巴比妥、地西泮（安定）等，这类药物进入乳汁，常可引起宝宝嗜睡、体重下降，甚至虚脱。

◉ 吗啡类

六个月内的宝宝对吗啡类镇痛剂最为敏感，可引起呼吸抑制等严重反应，新妈妈应禁用。

◉ 其他

碘化物或放射性碘剂、硫脲嘧啶、香豆素类药物、麦角制剂及甲苯磺丁脲（甲糖宁）、阿托品等，都可不同程度地进入乳汁影响宝宝的健康，新妈妈应禁用。

饮食调理

不要迷信老母鸡

传统习俗中，新妈妈月子里宜常吃炖老母鸡。许多老人也告诉新妈妈："老母鸡比较有营养！"不过，许多新妈妈尽管营养很好，但奶水仍不足。奶水不足的原因很多，其中一个重要原因就是过于迷信炖老母鸡。

那么，新妈妈月子里多吃炖老母鸡，为什么会导致奶水不足呢？

这是因为新妈妈分娩后，血液中的雌激素和孕激素的浓度大大降低，而母鸡的卵巢和蛋衣中含有一定量的雌激素，因而新妈妈吃了过多的炖老母鸡后，血液中的雌激素浓度增加，催乳素的效能就会减弱，从而导致乳汁分泌不足。

·幸福叮咛· 雄激素具有对抗雌激素的作用,公鸡的睾丸中含有少量雄激素。因此,新妈妈如果吃一只清炖的公鸡,连同睾丸一起食用,具有促进乳汁分泌的作用。不过,当新妈妈发现乳头不通,即乳房发胀而无奶时,切忌吃公鸡下奶,否则易引起乳腺炎。

喝汤不吃肉,营养丢大半

月子里,新妈妈离不开各种肉汤,如鸡汤、鱼汤、排骨汤、羊肉汤等。许多新妈妈认为,汤比肉更有营养。但饮食专家却告诉我们,其实肉汤的营养绝大多数都在肉里,新妈妈只喝汤不吃肉,营养则丢了大半。研究发现,肉和其他原料通过长时间熬煮,汤中的营养仅是全部营养的一成。因为除了水,汤的营养全部来自原料,原料中有水溶性营养素和非水溶性营养素。水溶性维生素C、矿物质会部分进入汤里,非水溶性的蛋白质超过90%仍留在肉里,而汤里的含量不足总数的10%。因此,为了自己和小宝宝的健康着想,新妈妈不仅要喝汤也要吃肉,这样才能保证身体所需要的营养。

一日饮食方案推荐

产后第5天,新妈妈身体的疲惫感减轻,新妈妈开始有更多的精力照顾小宝宝。不过,照顾宝宝可不简单,新妈妈有很多需要操心的事情,尤其夜里还要惦记着给小宝宝喂奶。因此,新妈妈的睡眠情况令人担忧。此时,新妈妈应适量吃一些恢复体力、安神养血的食物,如牛奶、小米、莲子、莴苣、蘑菇、猪肝、猪心、鱼、虾等。

早餐	花生红枣小米粥,鸡蛋1个,猕猴桃1个
上午点心	牛奶1杯
午餐	米饭,莴苣肉片,豆腐蘑菇汤
下午点心	芝麻红薯饼两个,香蕉1个
晚餐	青鱼粥
晚上点心	莲子西米蛋奶羹

莴苣肉片

原料　莴苣200克，瘦肉100克，食用油、盐、醋、蛋清、淀粉、葱段、姜片各适量。

做法　❶ 莴苣去皮，洗净，切片；瘦肉洗净，切片，盛放在碗内，加盐和蛋清一起搅拌，然后加适量淀粉抓匀上浆。❷ 锅中油烧至八成热，爆香葱段和姜片，再加入瘦肉片翻炒。❸ 放入莴苣，加少许醋和盐一起翻炒，快熟时加淀粉水勾芡，翻炒均匀即可。

推荐理由　莴苣含钾量较高，有利于促进排尿，它还含有碘元素，具有镇定作用，莴苣中丰富的氟元素可促进牙齿和骨骼的生长。新妈妈月子里，会出现紧张、睡不着觉的情况，莴苣和猪瘦肉同食，有利于消除紧张，帮助睡眠，还能补中益气、养血补血。

豆腐蘑菇汤

原料　豆腐200克，蘑菇50克，鸡蛋1个，葱花、食用油、盐各适量。

做法　❶ 豆腐洗净，切小块；蘑菇洗净，切小块；鸡蛋打散，制成蛋液。❷ 起油锅放入蘑菇快炒，放入豆腐，加清水同煮。❸ 大火沸腾后改小火慢炖，待将熟时放入蛋液，最后加适量盐调味、撒上葱花即可。

推荐理由　豆腐是高营养、高矿物质、低脂肪的食物，有"植物肉"之称。它是植物食品中蛋白质较高的食物，含有多种氨基酸，具有益气补虚的功效。此菜鲜香味美，营养丰富，非常适合产后新妈妈食用。

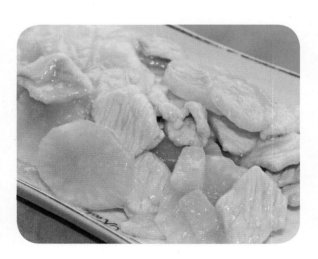

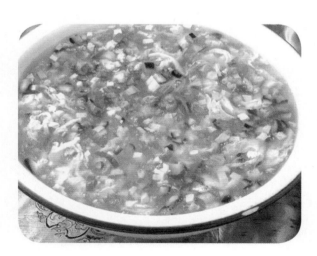

🍴 草鱼粥

原料 草鱼肉（净）100克，粳米50克，葱5克，姜3克，植物油、芝麻油、盐各适量。

做法 ❶ 粳米洗净，倒入清水中浸泡30分钟；草鱼肉切成片，加适量植物油和盐搅拌均匀，腌制片刻；葱洗净切葱花，姜洗净切末。❷ 锅中加适量清水，倒入泡好的粳米，大火煮沸后改小火熬煮成粥。❸ 将鱼片倒入粥锅中，再次煮沸。❹ 最后加适量盐调味，撒上葱花、姜末，淋入芝麻油即可。

推荐理由 草鱼含有丰富的不饱和脂肪酸和B族维生素，能够促进血液循环，富含的硒元素有抗衰老、养颜的功效，肉质嫩而不腻，具有开胃、滋补的作用。

🍴 芝麻红薯饼

原料 红薯250克，面粉150克，芝麻50克，植物油、白糖各适量。

做法 ❶ 红薯洗净，放入锅中煮熟，捞出去皮，压成薯泥备用。❷ 面粉中倒入适量开水，搅拌均匀后再放入少量干面粉，一起揉匀。❸ 将薯泥和面团混合，一起揉成面团，然后制成剂子，压成小面饼，两面均匀地撒上芝麻。❹ 平底锅加植物油，烧热后依次放入小面饼，煎至两面金黄出锅装盘，撒上少许白糖即可。

推荐理由 作为公认的低脂肪、低热量营养健康食品，红薯具有减肥、健美、通便排毒等功效。芝麻所含的"亚麻仁油酸"可以去除依附在血管内的胆固醇，促进人体新陈代谢，是健脑益智的佳品。这款主食可帮助新妈妈润肠通便、开胃益智。

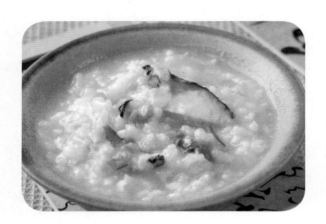

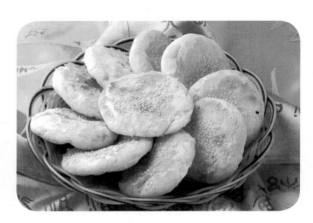

🍽 莲子西米蛋奶羹

(原料) 牛奶 250 克，莲子 50 克，鸡蛋 50 克，西米 25 克，姜、冰糖适量。

(做法) ❶ 姜洗净切片，莲子洗净备用。❷ 西米洗净，放入清水中浸泡 15 分钟，捞出控水备用。❸ 锅中加适量清水，倒入莲子和姜片，开小火煮熟，弃姜不用，加适量冰糖调味。❹ 锅中倒入牛奶和西米，不停搅动。❺ 待西米呈透明状后打入鸡蛋，继续煮沸即可。

(推荐理由) 牛奶含有大量的色氨酸和钙质，是提高睡眠质量、缓解失眠症状的滋补食物。莲子具有养心安神、补脾止泻等功效，有助于失眠多梦、健忘心烦者食用。

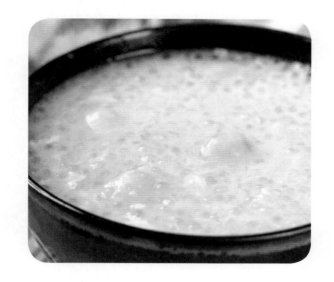

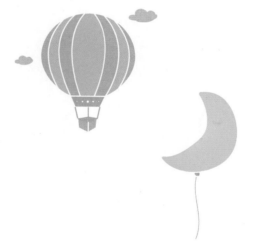

心理调适

新妈妈生气易连累宝宝

有些新妈妈脾气不好，动不动就生气。殊不知，生气是拿别人的错误惩罚自己，不仅易导致某些疾病，还会连累宝宝。

研究发现，经常生气的新妈妈，增加了以后患月经不调的风险，每次经前易出现周期性的乳房胀痛、头痛、失眠、情绪易激动等症状。爱生气的新妈妈还容易患乳腺疾病，如乳腺增生、乳腺结节等。

此外，新妈妈生气还会连累小宝宝。因为人体在生气时，常常会分泌毒素，毒素通过乳汁被宝宝吸收，易使宝宝免疫力下降、消化功能减退、生长发育迟缓。因此，新妈妈一旦生气后不要立即给宝宝喂奶，建议半天后再进行哺乳，且哺乳前最好先挤掉一些乳汁。

易怒的新妈妈必须知道

想到生气带来的损伤，不仅是精神上的，而且会对新妈妈及宝宝的身体造成危害，那么新妈妈就应该学会退一步海阔天空。

❋ 避免生闷气

控制愤怒，不仅不要将愤怒表现出来，也不能在心里生闷气。从某些方面来说，生闷气的危害，甚至大于将愤怒发泄出来。

❋ 转移注意力

一旦察觉到什么事情会引起愤怒，新妈妈应该尽量避开，而去做一些令自己愉快的事情。

❋ 诚恳的交谈

交谈可以将心头的怒火发泄出去。如找一位闺蜜，对于某件令自己愤怒的事进行宣泄。这位朋友会对你进行分析劝导，从而使你的怒火得到化解。

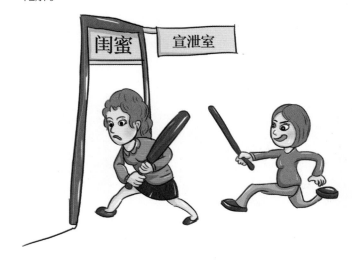

忍耐 10 秒

每次要动怒时，花几秒钟冷静地描述一下自己的感受和猜测一下对方的感受，以此来消气。最初10秒至关重要，一旦熬过这10秒，怒气便会逐渐消失。

写愤怒日记

如果新妈妈易于愤怒却不善控制情绪，建议不妨设立一本愤怒日记，记下每天的发怒情况，并在每周作一个小结，这会使新妈妈认识到：什么事经常引起你的愤怒，了解处理这些事情的合适方法，从而使你逐渐学会正确地疏导你的情绪。

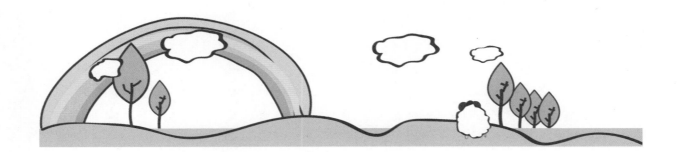

第6天

生理变化

产后尿失禁现象

产后第6天左右，许多新妈妈发现，自己在大笑、打喷嚏、咳嗽的时候，会有不自觉的漏尿现象，被称为"产后尿失禁"。

对此，新妈妈不必担心，这是一种普遍现象，是由于分娩对新妈妈身体造成的变化所致。不同的新妈妈产后尿失禁的时间会有很大差别，一些新妈妈产后几个星期内就没问题了，而另一些新妈妈则可能持续几个月。如果新妈妈在产后月子快结束时，依旧有尿失禁的情况，请及时告诉医生。

对于产后尿失禁，定期做骨盆运动是很有效的方法。运动专家建议，想要让这项锻炼充分有效，新妈妈需要进行至少两个月的练习，而且这项运动还会促进会阴血液循环，因此有助于新妈妈会阴伤口愈合。

此外，合理使用卫生巾，可以防止新妈妈尿失禁带来的不适。尽量勤小便，也能有效防止尿失禁。

依旧虚汗不断

产后第6天，新妈妈除乳房发胀、恶露持续排出、子宫继续收缩变小，依旧虚汗不断。

这是因为怀孕时，准妈妈血容量和体液都会增加，但分娩后，新妈妈不再需要如此多的循环血量，多余的体液必须排出体外，才能恢复机体原有的平衡状态。因此，新妈妈产后，尤其是产后一周内，都会排出大量汗液，特别是在睡眠和初醒时最多，称为"褥汗"。新妈妈不必担心，这是正常的生理现象，一般月子一周以后症状就会自行好转。

·幸福叮咛·

如果新妈妈尿频，且小便时疼、尿液浑浊，或有发热现象，那么新妈妈很可能患了尿路感染，需要及时检查、治疗。

住院起居

产后虚汗多怎么办

新妈妈产后出虚汗是一种正常的生理现象，并非许多新妈妈担心的病态出汗，是一种生理性的自我调节。

新妈妈出虚汗的情形，短则数天，长则数周，会逐渐有所好转，一般无需特殊处理。但依旧要提醒新妈妈，在出汗时，毛孔张开，易受风寒，所以新妈妈要防止受风、受凉；出汗的时候，要随时把汗擦干，汗液浸湿的衣服要及时更换，注意保持皮肤清洁；此外，新妈妈产后出汗多，要适当多喝一些清淡、易消化的汤水，加强营养补充，以便能安全、健康地度过月子。

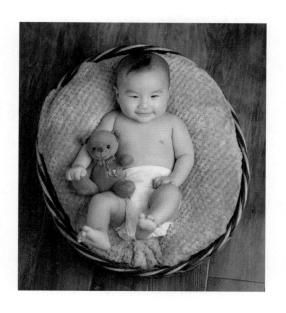

牙齿松动是怎么回事

有些新妈妈月子里会出现牙齿松动的现象，许多人认为这可能跟月子里刷牙有关。其实，新妈妈产后牙齿松动和刷牙并无关联。

准妈妈妊娠后期，宝宝在体内迅速生长发育，加上产后新妈妈哺乳以维持宝宝的生长需要，这两个阶段妈妈对各种营养物质（尤其是钙）的需求明显增多。如果这些阶段，妈妈饮食中的营养物质补充不足或缺乏，均可能导致妈妈的骨质因缺钙而变软，牙槽骨也会疏松软化，从而出现牙齿松动、咀嚼无力。

如果月子里新妈妈发现牙齿松动的情况，那么新妈妈务必注意加强营养了，尤其要注意补钙。新妈妈在营养、均衡饮食的同时，要适当多吃些含钙丰富的食物，如牛奶及乳制品、大豆及豆制品、虾皮、海带、紫菜、菠菜、鸡蛋、芝麻、海鱼、猪骨等。如果新妈妈选择补充钙剂，请务必在医生的指导下进行。

> **·幸福叮咛·**
>
> 新妈妈要注意病理性出汗与正常出汗的区别。病理性出汗一般表现为汗湿衣、气短、不想说话、倦怠嗜睡，或体现为睡觉时多汗、睡醒后不出汗或口干舌燥、头晕目眩等症状。遇到这些情况时，请及时就医。

产褥操轻松做——骨盆运动

产后第6天，新妈妈产褥操可增加骨盆运动，其作用可训练骨盆的肌肉、韧带，预防及改善新妈妈骨盆腔松弛、尿失禁、子宫脱垂等问题，而且开始练习后，还能帮助促进血液循环，加速新妈妈身体痊愈。具体步骤为：

a 面朝上平躺，双手平放在身体两侧，膝盖弯曲支撑起双腿，腰部紧贴地面。

b 同时做三个动作：用嘴吸气，用力收腹，臀部外侧肌肉夹紧。

c 上述动作保持两秒后放松，用鼻子吸气。

d 一般每组做10～15次，每天做4～6组即可。

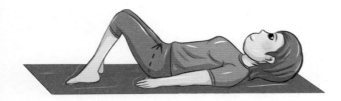

乳汁管理

哺乳时为何乳头疼痛

新妈妈哺乳时乳头疼痛，最常见的原因，就是宝宝吸吮时含接不正确。宝宝没将乳头和大部分乳晕含到嘴里，而是仅仅含住了乳头。这样吸吮时，宝宝只要稍用力，新妈妈就会感到乳头疼痛。

因此，新妈妈一旦感到乳头疼痛，就应及时找有哺乳经验的人帮助改进宝宝吸吮的姿势。一般经过纠正后，新妈妈乳头疼痛就会立即消失。如果纠正姿势后，新妈妈乳头依旧疼痛，就应注意检查宝宝的口腔情况。有时宝宝患了鹅口疮，可以传染到乳头，也会引起乳头疼痛。此时，需要及时治疗宝宝的鹅口疮及妈妈的乳头感染。

哺乳期漏奶是怎么回事

有些新妈妈产后哺乳过程中，不经宝宝吮吸，或未经挤压而有乳汁自行分泌的现象，这令新妈妈很尴尬。那么，新妈妈哺乳期为什么会漏奶？新妈妈又该如何应对呢？

◉ 哺乳期漏奶的原因

a 有些新妈妈乳头位置较低，从而导致容易漏奶。

b 有些新妈妈乳汁分泌多于宝宝需要，在没有及时吸奶的情况下，乳房充盈而自行排出乳汁。

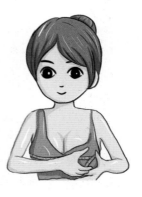

c 有些新妈妈看见其他妈妈哺乳，产生条件反射，引起漏奶。

✳ 合理应对漏奶问题

对于有漏奶问题的新妈妈，首先一定不要着急，只要保持心情的平静、放松，再加上合理的应对方法，就能很好地解决这一问题。

a 新妈妈可以佩戴合适的胸罩，将乳房稍稍托起，注意乳头的位置不能低于水平线。

b 当感觉乳房胀满时，新妈妈就应及时喂奶或将乳汁吸出。

c 尽管新妈妈不能控制漏奶，但却可以早做防备。如果在宝宝吃一侧乳房时，另一侧总是漏奶，那么新妈妈可以在喂奶前，先在那一侧胸罩里塞一块纱布或乳垫。不过，纱布或乳垫一定要经常换洗。

d 尽量减少刺激，新妈妈应避免看到能够带来条件反射的场面。

e 出门时无论带不带宝宝，都要多带一件上衣和两个乳垫。

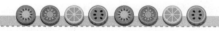

·幸福叮咛·

哺乳的前几周，新妈妈和宝宝还没有建立适合她们的哺乳规律，因此可能漏奶最多。等到了母乳喂养一段时间，新妈妈和宝宝共同建立一种相互适应的供需平衡后，很多新妈妈就会发现这一问题已经不存在了。

乳头皲裂该怎么办

新妈妈即使很小心，但也会出现意外，娇嫩的乳头常会被宝宝"吸伤"或咬伤。一般情况下，出现乳头破裂常常是由宝宝吸吮不当所造成的。通常乳头裂口处渗出的黄色液体在干燥后，往往会形成痂皮，又干又痛，尤其是在宝宝吸吮时，便会出现刀割般的疼痛，令人无法忍受，不少新妈妈会因此放弃继续母乳喂养宝宝，而让宝宝改喝奶粉。为了避免新妈妈忍痛放弃哺乳的情况发生，下面就给新妈妈们介绍一些出现乳头破裂时的应对办法。

a 喂奶时先吸吮健侧乳房，如果两侧乳房都有皲裂先吸吮较轻一侧，一定注意让宝宝含住乳头及大部分乳晕，并经常变换喂奶姿势，以减轻用力吸吮时对乳头的刺激。

b 乳头裂口处疼痛厉害时暂不让宝宝吸吮，用吸乳器及时吸出奶水，或挤出奶放在容器内，用小勺子喂食宝宝，以减轻炎症反应，促进裂口愈合。但不可轻易放弃母乳喂养，否则容易使奶水减少或发生奶疖、乳腺炎。

c 喂完奶用食指轻按宝宝的下颌，待宝宝张口时趁机把乳头抽出，切不要生硬地将乳头从宝宝嘴里抽出。

d 破损部位不要用酒精消毒，尽量使其暴露，这样皮肤表面更容易愈合。最好不要使用药膏。

由于乳头破裂经常是愈后又复发，为了避免反复发作，新妈妈还应做好以下事项：

a 每次喂奶前后都要用温开水洗净乳头、乳晕，包括乳头上的硬痂，保持干燥、清洁，防止乳头及乳晕皮肤发生裂口。

b 养成良好的哺乳习惯，每天定时哺乳，每次哺乳时间不宜过长。

c 经常用干燥柔软的小毛巾轻轻擦拭乳头，以增加乳头表皮的坚韧性，避免吸吮时发生破损。

饮食调理

千万不要盲目进补

新妈妈产后，身体十分虚弱，许多家庭会准备很多滋补品为新妈妈补身体。不过，新妈妈要特别注意：进补一定要根据自己的实际情况进行，不能盲目进补，否则不仅起不到补益身体的作用，还会带来危害。

·幸福叮咛·

对于一般的正常分娩，虽然生产过程中会耗气伤血，但只要新妈妈在生产过程中和产后没有大出血，那就不需要月子里大补特补。新妈妈只要在月子里适当注意饮食调理，就能自行恢复健康。

过度进补代谢失调

不少新妈妈认为，为了生宝宝，自己的身体做了很大的"牺牲"，因此月子里要好好补补。于是，天天鸡鸭鱼不离口。其实，滋补过度不仅是一种浪费，而且有损健康。滋补过量容易导致肥胖，而肥胖往往是冠心病、糖尿病的诱因。

胡乱进补危害健康

新妈妈胡乱进补，首先危害自己的健康。如新妈妈产后过食老母鸡，易造成乳汁分泌不足；新妈妈吃过多的鸡蛋，易引起高胆固醇，增加患高血压的风险；新妈妈产后一周内服用人参，易造成上火，甚至加重出血。其次，新妈妈胡乱进补会连累小宝宝，轻则造成宝宝营养不足，重则使宝宝身体抵抗力下降，还会增加宝宝患病的风险。

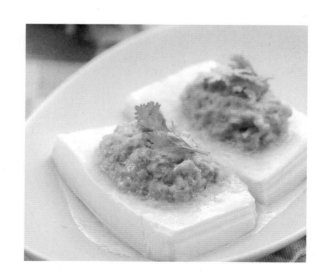

产后一周不宜服用人参

人参被誉为"百草之王"，自古以来便被视为滋补佳品。那么，新妈妈产后适合服用人参吗？

一般来说，新妈妈产后一周内不宜服用人参。这是因为人参含有增强心血管功能的人参皂苷、降低血糖的人参宁和增加内分泌功能的配糖体等成分，对人体中枢神经有兴奋作用，易导致服用者失眠、烦躁、心神不宁等不良反应。新妈妈刚生完宝宝，精神和体力消耗很大，非常需要静心休养，如果此时服用人参，新妈妈会因兴奋而难以入睡，影响身体的恢复。

此外，人参大补元气，服用过多，可促进血液循环，加速血液流动，这对刚生完宝宝的新妈妈十分不利。因为新妈妈在分娩过程中，内外生殖器官的血管多有损伤，此时服用人参，易影响受损血管自行愈合，甚至造成流血不止或大出血。因此，新妈妈产后一周内最好不要服用人参。产后2～3周，如果新妈妈伤口已经愈合，恶露明显减少，可适当服用人参，有助于新妈妈的身体康复，但切忌服用过多，否则容易使新妈妈上火，还会影响小宝宝的身体健康。

一日饮食方案推荐

产后第6天，新妈妈的身体依旧处于恢复阶段，虽然此时新妈妈食欲依旧不佳，但新妈妈还是要多吃一些高蛋白、高热量、低脂肪的食物，以便新妈妈的身体能较好康复，也能最大限度地避免宝宝营养缺乏。

早餐	红枣莲子糯米粥，苹果1个
上午点心	豆腐脑
午餐	米饭，清炒油菜，蔬菜排骨汤
下午点心	海鲜蛋花汤
晚餐	猪肝蛋黄粥，荠菜干丝
晚上点心	牛奶花生粥

🍽 红枣莲子糯米粥

原料 红枣 30 克，莲子 20 克，糯米 100 克，糖适量。

做法 ❶ 红枣去核洗净，莲子去芯洗净，糯米洗净。❷ 红枣、莲子、糯米一起放入锅中，煮熟放糖调味即可。

推荐理由 红枣、莲子与糯米搭配，可健脾止泻，益气养血。此粥非常适合产后脾气虚弱、身体疲倦乏力、睡眠不好、心神不宁的新妈妈食用。

🍽 猪肝蛋黄粥

原料 猪肝 100 克，蛋黄 50 克，粳米 100 克，盐适量。

做法 ❶ 猪肝洗净，剁成蓉，加适量盐，搅拌均匀，腌制 10 分钟。❷ 蛋黄煮熟，压制成泥；粳米洗净。❸ 锅中加适量清水，倒入粳米，大火煮沸后改小火熬煮成粥。❹ 将蛋黄泥和肝蓉倒入锅中，加适量盐调味，继续煮 15 分钟即可。

推荐理由 猪肝中含有丰富的维生素 A 及铁元素，新妈妈适量吃些猪肝可以补充丰富的铁元素，有助于预防缺铁性贫血。这款粥可补血、强身。

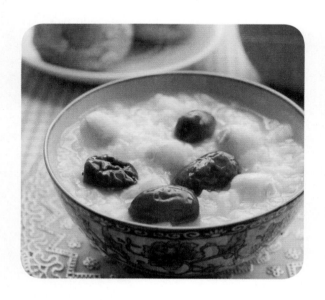

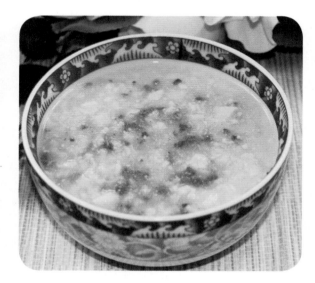

🍴 蔬菜排骨汤

原料 土豆 100 克，胡萝卜 100 克，番茄 100 克，洋葱 50 克，猪排骨 300 克，姜 10 克，植物油、盐各适量。

做法 ❶ 各种蔬菜切丁，锅中放适量植物油，烧热后倒入各种蔬菜丁一起翻炒至香气四溢，盛出备用。❷ 准备一个砂锅，加适量清水烧开，然后放入排骨和姜片继续煮开，再放入各种蔬菜丁，开小火煮熟，加盐调味即可。

推荐理由 这款排骨汤香浓软滑，富含多种营养成分，适合食欲减退、体质虚弱的新妈妈食用。

🍴 荠菜干丝

原料 荠菜 50 克，豆腐干 100 克，食用油、盐各适量。

做法 ❶ 荠菜洗净，切末；豆腐干洗净，切粗丝。❷ 锅内放入适量食用油，烧至七成热，放入干丝炒几下。❸ 放入荠菜，一直煸炒至熟，放少许盐，稍煸炒几下即可。

推荐理由 荠菜的维生素和矿物质含量高，豆腐干既是优质植物蛋白，又富含钙质和铁质。此菜很适合产后新妈妈食用。

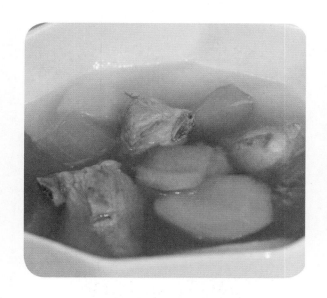

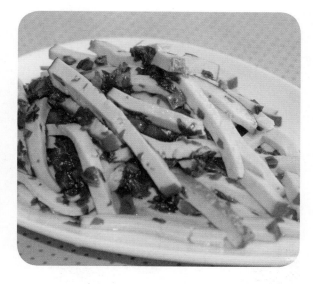

🍽 海鲜蛋花汤

原料 虾仁 50 克，海带丝 50 克，鸡蛋 50 克，黄瓜 20 克，水淀粉、芝麻油、盐各适量。

做法 ❶ 鸡蛋打散，制成蛋液；黄瓜洗净，切片；虾仁、海带丝洗净。❷ 虾仁、海带放入锅中，加适量清水，开大火煮沸后改小火继续煮片刻。❸ 倒入水淀粉勾芡，然后再倒入蛋液，略煮之后加芝麻油和盐调味即可。

推荐理由 虾仁和鸡蛋中的优质蛋白质可以为新妈妈补充身体所需的蛋白质，鸡蛋所含的卵磷脂有益宝宝的大脑发育，虾仁所含的钙质有益新妈妈的骨骼健康和宝宝的骨骼发育。海带是一种营养价值很高的蔬菜，营养丰富，维生素 C、钙、铁的含量均高出一般蔬菜。这款汤可提高免疫力、补钙益智。

🍽 牛奶花生粥

原料 牛奶 100 毫升，花生 50 克，大米 100 克，葡萄干适量。

做法 ❶ 大米洗净，浸泡 30 分钟，加适量水煮粥。❷ 粥沸腾后，加花生改小火炖煮。❸ 花生熟透后，把牛奶倒入锅中稍煮，最后撒入葡萄干即可。

推荐理由 牛奶、花生均含有多种维生素，此粥具有益气养血功效，特别适合产后气血虚弱的新妈妈食用。不仅可以喝汤，汤中花生、葡萄干也可以同时食用。

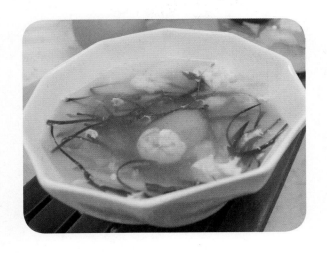

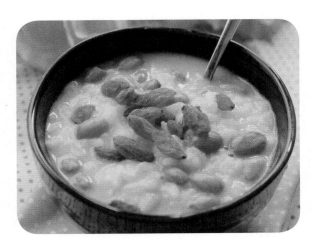

心理调适

读懂宝宝让新妈妈更快乐

宝宝出生后，新妈妈与宝宝之间感情的建立往往因人而异。有些新妈妈一开始就对宝宝产生浓厚的感情，有些新妈妈则需要一段时间的培养。

月子里，新妈妈有大量的时间与宝宝在一起，这非常有利于亲子感情的建立。随着时间的推移，聪明的新妈妈会发现宝宝的一些身体"密码"。

表情/动作	密码	表现/应对
吮吸	我饿了	当宝宝不安分，张着小嘴好像在寻找什么，嘴里还做着吮吸动作时，表明宝宝饿了。新妈妈应立即给宝宝喂奶。
懒洋洋	我吃饱了	当宝宝吃饱时，常常把乳头推开，将头转向一边，并一副松弛的模样。此时，新妈妈不要强迫宝宝喝奶。
笑	我很开心	当宝宝感到舒心、安全时，常常会露出笑容，并兴奋地舞动着小手和脚。此时，新妈妈可以逗逗宝宝，与宝宝一起分享欢乐。
爱理不理	我想睡觉了	当宝宝眼睛无神、反应不专注、打哈欠时，就表示他困了。此时，新妈妈应哄哄宝宝，并为宝宝创造一个良好的睡眠环境。
瘪嘴	我有要求	当宝宝瘪起小嘴，好像受了委屈，这常是宝宝要哭的先兆。这是宝宝在表达自己的需求，可能是饿了、尿了或感觉寂寞了。此时，新妈妈应查明具体原因。
吮手指	我在玩耍	当宝宝自得其乐地吮手指、吐气泡时，宝宝是在独自玩耍呢！此时，新妈妈尽量不要去打扰宝宝。

当新妈妈了解了自己的宝宝、知道怎样去安抚他、享受他的存在、能够读懂他的需求时，新妈妈常常能感到全身心的愉悦！

每天安静独处10分钟

月子里，新妈妈可以每天抽出一点时间，哪怕只有10分钟，让自己安静地独处一会儿，给自己一些正面的心理暗示。

在这段固定的时间里，不要被其他事耽搁。找个安静的环境，让自己不受电话、家人的打扰。不妨放些轻松的音乐，借此增强效果。

新妈妈可以选择走动，也可以静静地坐着。静坐后可以把意识集中于呼吸，如果正在步行就专注于步行，以达到特有的内在安宁和平静。练习久了，即可在2~3分钟平静下来。

平静下来后，问问自己："为什么今天会不安？又为什么今天会对老公发脾气？如果可以重来，我应该如何积极改变？"这样是为了帮助自己找到不良情绪的根源，使自己积极、乐观。

独处思考的时候，一定要正视自己的不足。这样做可以帮自己坦然、诚实且勇敢地面对决心要改掉的不足。

接下来，最后一步是利用正面肯定的话，把不足改正过来。一定要注意使用肯定的话，否定的话真的可以毁灭意志。如果新妈妈有小心眼又爱自贬的毛病，则正面肯定的话是："我能接受别人的批评，也能接受自己。"如果新妈妈和婆婆关系不好，就告诉自己："面对婆婆，我会更有耐心和爱心。"这时候，要以肯定的话激励自己，说话时要带着感情。

总之，每天安静独处10分钟，新妈妈一旦养成这一习惯，就绝不会再抱怨生活，会时刻感受到生活的欢愉！

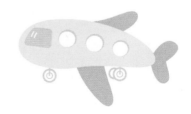

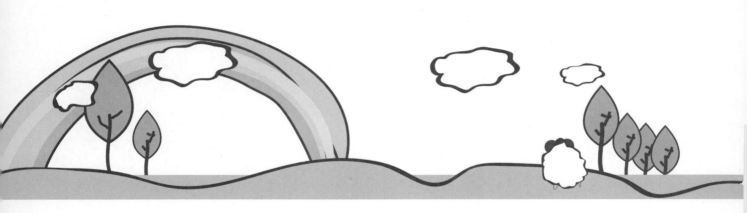

第7天

生理变化

血性恶露接近尾声

产后第7天，新妈妈会阴疼痛以及肿胀基本消退，此时医生会提醒新妈妈务必注意恶露的变化。此时是恶露变化的一个分水岭，产后前几天恶露量较多，颜色鲜红，到了产后7天左右，恶露量已经明显减少，颜色也变为浅红色浆液，这种"浆性恶露"将持续约一周时间。新妈妈要密切注意这种恶露的变化情况，不必担心，这是正常的生理变化，预示着新妈妈的身体正在逐渐恢复。

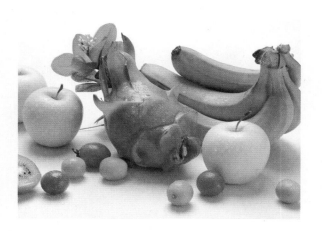

前6天紧张而忙碌的生活，新妈妈关注的焦点都在疼痛、乳汁分泌、情绪等问题上，对于其他事情则没有过多的精力考虑。

产后第7天，新妈妈的伤口恢复得很好，乳汁分泌似乎也很正常，同时也没有那么多烦心的事了，胃口渐渐好了起来。这些都预示着，新妈妈的身体已经完成基本恢复。可以说，新妈妈已经度过月子里最初、最艰难的时期。不过，新妈妈的月子刚刚开了个好头，随后的30多天里，新妈妈依旧要继续努力，争取不仅恢复健康，而且使体质更上一层楼。

住院起居

恢复良好，准备回家

一般来说，即使是剖宫产的新妈妈，产后第7天，如果新妈妈和小宝宝均状态良好，那么就可以出院回家了。出院当天，医院还会安排一些事项：

a 为宝宝完成全身的健康检查。

b 确定黄疸值在可接受的范围内。

c 确认宝宝的新生儿代谢筛查工作已完成。

d 核对预防注射（卡介苗及乙型肝炎疫苗第一剂）是否完成。若未接种，应查明原因，并完成预约时间。

e 准备好出院前医院提供的物品，如健康手册、诊断证书、出生证、育婴手册、脐带护理包、临时挂号证、预约挂号单等。

出院的准备工作，对于新爸爸、新妈妈来说非常重要，希望新爸爸、新妈妈能够善用医院提供的资源，使新妈妈能顺利度过月子，小宝宝能健康成长。

产褥操轻松做——胸部运动

产后第7天，新妈妈产褥操可增加胸部运动，以增加胸部血液循环，促进新妈妈乳腺通畅，预防乳房松弛下垂。具体步骤为：

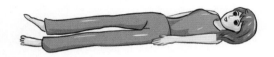

a 面朝上平躺，双手放在身体两侧。

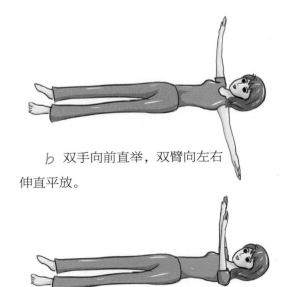

b 双手向前直举，双臂向左右伸直平放。

c 双臂上举至双掌相遇，再将双臂向后伸直平放，最后回前胸复原。

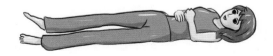

d 一般每次做10～15组，每天做4～6次即可。

·幸福叮咛·

新妈妈做产褥操时，千万不要过于疲劳，也不要饭后马上做操。在做操的过程中，如果新妈妈发现身体不适，应立即停止。

乳汁管理

如何使用吸奶器

如今，吸奶器已成为新妈妈的必备"武器"之一。那么，新妈妈该如何选择吸奶器？又该怎样正确使用吸奶器呢？

⊛ 吸奶器的选择

使用吸奶器最重要的是频率和力量，只要新妈妈使用时感觉舒服即可。不过，相对于便宜的手动吸奶器来说，较贵的全自动吸奶器效果更好，因为后者能保持恒定的频率和力量，能形成对乳房的良好刺激。选择全自动吸奶器时，可以选择多挡调节的。当然，如果新妈妈只是偶尔吸出一些乳汁，那么可选择手动吸奶器。

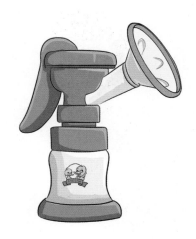

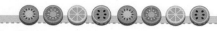

·幸福叮咛·

新妈妈正确使用吸奶器时，不会感觉到任何疼痛，否则就要考虑所使用的罩杯是不是适合，使用时放置的位置是不是正确。

⊛ 吸奶器的使用

如果使用的是全自动吸奶器，新妈妈只要把罩杯扣在乳房上，打开机器，它就会自动把乳汁吸到相连的容器内。如果是手动吸奶器，也要使用罩杯，不过新妈妈是用手动挤压装置或拉动活塞来吸奶。一般来说，全自动吸奶器15分钟内即可吸完两个乳房内的乳汁，而手动吸奶器则往往需要30～45分钟。

每次使用完吸奶器，要用清水冲洗接触过乳汁的器具，再用开水烫一下，晾干，以备再用。千万不要用消毒剂或带有消毒成分的洗涤剂清洗这些物品，也不要使用消毒纸巾。

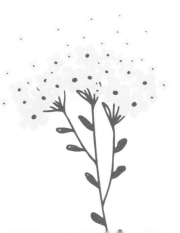

怎样保存吸出来的乳汁

封紧的玻璃或塑料奶瓶，是保存乳汁最好的容器。当然，新妈妈也可以用专门存放乳汁的塑料袋。

在存放乳汁的奶瓶或塑料袋上，一定要准确注明存放日期，然后再放入冰箱的冷藏室或冷冻室里。一般来说，冷藏的新鲜乳汁应在72小时内食用。冷冻的乳汁可保存至少3个月，而放在−18℃以下的独立冰柜里，则可保存3～6个月。

冷冻的乳汁解冻时，千万不要用微波炉解冻，否则会破坏乳汁中的营养成分。新妈妈可以把奶瓶或塑料袋放在温水里，也可以先在冰箱的冷藏室里放一夜。解冻后的乳汁，可以在冰箱冷藏室放24小时。超过这个时间还没有食用，就一定要扔掉，不要重新冷冻。

研究发现，冷冻会破坏乳汁中的部分抗体，因此乳汁最好不要冷冻。但即便是冷冻的乳汁，依然比配方奶更健康，能为宝宝提供更多的抗病成分。

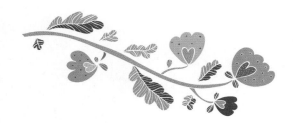

饮食调理

月子里不宜饮茶

新妈妈月子里，可多吃一些汤类食物，以补充身体的需要，但新妈妈不宜饮茶。

研究发现，茶叶中含有鞣酸，其可以与食物中的铁相结合，影响肠胃对铁的吸收，从而引起贫血。茶水浓度越大，鞣酸的含量越高，对铁的吸收影响越严重。此外，茶叶中还含有咖啡因，新妈妈喝了茶以后，容易精神振奋，不易入睡，影响新妈妈的休息和体力恢复。

同时，新妈妈喝茶后，还会连累小宝宝，茶叶里的咖啡因会通过乳汁进入宝宝体内，容易使宝宝发生肠痉挛和无故啼哭，使宝宝精神过度兴奋，不能很好地入睡。

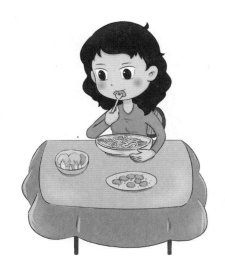

月子里喝酒危害大

我们都知道抽烟有害健康，而适量喝点酒则对身体有益。不过，酒却不适合新妈妈。

酒的主要成分是乙醇。根据乙醇的含量，酒可分为白酒、果酒、啤酒等种类。含有乙醇在40度以下的属于低度酒和非烈性酒。但无论哪一种酒都含有乙醇，新妈妈喝了酒后，不仅影响身体恢复及乳汁分泌，酒中的乙醇还会通过乳汁进入宝宝体内，从而对宝宝健康造成危害。乙醇对宝宝的影响主要表现在中枢神经系统障碍，如智力低下，神经症状常常表现为易怒、震颤、不会吮奶、听力过敏等，80%的宝宝将来会出现语言障碍。此外，还可引起生长发育缺陷。因此，为了宝宝的健康着想，新妈妈请务必远离酒。

巧克力尽量不要吃

巧克力因为其浓郁香甜的口味，而为许多女性喜欢。不过，新妈妈哺乳期却不宜吃巧克力。

新妈妈哺乳期需要给宝宝喂奶，如果过多食用巧克力，巧克力中所含的可可碱会进入母乳，并通过乳汁进入宝宝体内，易损伤宝宝的神经系统和心脏，并使宝宝肌肉松弛，排尿量增加，导致消化不良、睡眠不稳、哭闹不停等。

此外，常吃巧克力会影响新妈妈的食欲，导致身体所需的营养供给不足，不仅阻碍新妈妈的身体康复，也不利于宝宝的生长发育。

一日饮食方案推荐

产后第一周，新妈妈身体较为虚弱，口渴感明显，胃口不佳，这都是分娩时血液和水分大量流失的结果，所以这一周新妈妈的食谱多以开胃、补虚、养血、补水为主，以清淡、不油腻、易消化、营养丰富为佳。产后第7天饮食，依然遵循上述原则，同时新妈妈要做好下一阶段滋补饮食的准备。

早餐		香蕉粥，鸡蛋1个，香菇鲜虾面
上午点心		老婆饼两个，牛奶1杯
午餐		米饭，牡蛎拌菠菜，三鲜鸡片汤
下午点心		馄饨1碗，橘子1个
晚餐		猪肝蛋黄粥，荠菜干丝
晚上点心		牛奶花生粥

🍴 香蕉粥

原料 香蕉 200 克，粳米 100 克，冰糖适量。

做法 ❶ 香蕉去皮，切块；粳米洗净。❷ 锅中放适量清水，将洗净的粳米倒入煮沸后再放入香蕉块和冰糖，一起小火煮熟即可。

推荐理由 香蕉营养价值高，含有丰富的钾元素，还含有丰富的蛋白质、糖类、B 族维生素、烟酸、镁、铁、锌、硒、铜等元素，同时膳食纤维也多，具有提供能量、清热润肠、和胃健脾的功效，能够帮助新妈妈缓解不良情绪和便秘带来的痛苦。

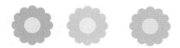

🍴 牡蛎拌菠菜

原料 菠菜 250 克，牡蛎 150 克，芝麻油 3 克，盐适量。

做法 ❶ 牡蛎去壳留肉，洗净后沥去水分；菠菜洗净，倒入沸水中略焯，捞出切成段。❷ 锅中加适量清水，倒入牡蛎肉煮熟，捞出沥去水分备用。❸ 菠菜和牡蛎肉放入盘中，加入适量芝麻油、盐，入味拌匀即可。

推荐理由 牡蛎味道鲜美，营养丰富，能滋阴益血，养心安神。牡蛎含多种氨基酸、肝糖原、B 族维生素、牛磺酸和丰富的钙、磷、铁、锌等营养成分，是产后新妈妈补益身体、增强免疫力的理想食物。

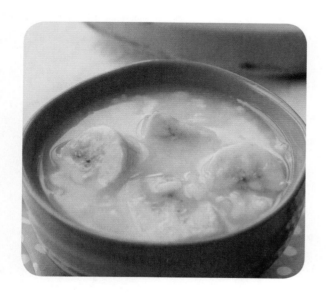

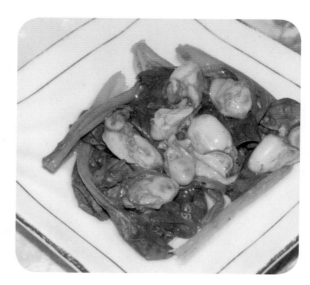

🍴 三鲜鸡片汤

原料　黑木耳（水发）30 克，冬笋 50 克，火腿 80 克，鸡脯肉 150 克，鸡汤、盐各适量。

做法　❶ 黑木耳泡发，洗净捞出，沥去水分；冬笋洗净，切片；火腿切片；鸡脯肉洗净，切片。❷ 锅中加适量鸡汤煮沸，撇去浮沫。❸ 将鸡肉片、冬笋片、火腿片、黑木耳倒入锅中，煮至鸡肉发白，加适量盐调味即可。

推荐理由　火腿和鸡肉都含有丰富的优质蛋白质、氨基酸、多种维生素和矿物质，且易于消化吸收。冬笋味道清香，可增强食欲、促进胃肠健康。这款汤可开胃通便、壮骨强身。

🍴 香菇鲜虾面

原料　虾仁 100 克，香菇 40 克，手工面条 100 克，香菜 10 克，香油、酱油、盐各适量。

做法　❶ 香菇洗净，切丁；虾仁洗净；香菜洗净，切末。❷ 锅中加适量清水，倒入香菇丁煮沸，下入面条。❸ 待面条煮至七成熟时倒入虾仁，继续煮熟，加香油、酱油、盐调味，撒上香菜末即可。

推荐理由　香菇富含蛋白质、多糖、多种氨基酸和维生素，经常食用能够提高人体的免疫功能，起到健脾胃、补气血、益智安神、美容养颜的作用。这款主食可益气补血、益智强身。

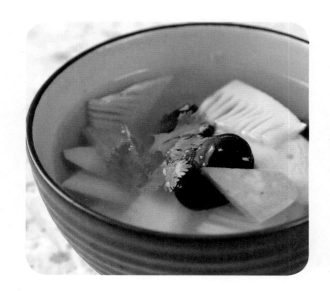
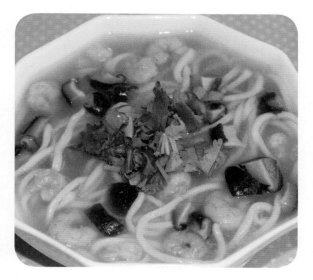

心理调适

调适产后依赖心理

新妈妈产后由于身体虚弱及体内激素变化大，产后一段时间内特别敏感，依赖性强。不过，有些新妈妈产后依赖心理过于严重，她们变得很娇气。殊不知，过分依赖他人，是心理不成熟的表现，因为其反映了一个人不具备把握自己人生的能力。

✳ 过于依赖丈夫

有些新妈妈产后变得很脆弱，时刻都离不开丈夫，对丈夫有一种依赖感。妻子希望丈夫能时刻在身边和自己一起分享快乐、分担忧患，这是正常的，但新妈妈千万不要变得过分依赖。产后坐月子，并不等于什么也不能做，丈夫对自己必要的关注是应该的，丈夫有自己的事情和工作。新妈妈要体谅丈夫，不要对丈夫过分依赖。新妈妈在很多事情上，要学会自强自立，学会在心理上进行自我调整和自我平衡。新妈妈这种坚强与毅力，会影响到宝宝的生长发育，在宝宝的心里埋下自尊、自强的种子。

当然，面对新妈妈的依赖，丈夫要给予理解和呵护。丈夫千万不要吝惜自己的言语，丈夫体贴的话语能使新妈妈感受到爱心和温暖，能帮新妈妈顺利度过人生的这一非常时期。

✳ 过于依赖月嫂

有位月嫂说："我发现，许多新妈妈产后依赖心理特别强。无论大事、小事，总招呼自己。我不是怕麻烦，这就是我的工作，我是有些担心！许多新妈妈月子已经过去一段时间了，而照顾宝宝的经验却依旧很少。等我离开的时候，新妈妈该如何照顾好小宝宝呢？而且，月嫂在很多方面根本无法代替新妈妈。"事实的确如此，无论月嫂如何能干，也无法代替新妈妈。

新妈妈月子里最主要的事情就是好好恢复健康、认真哺育宝宝。胎儿在宫内熟悉准妈妈的心跳，出生后在新妈妈怀里最安静。宝宝熟悉新妈妈的声音、心跳、气味……有种安全感，这是宝宝健康成长的重要因素。新妈妈月子里，除要关

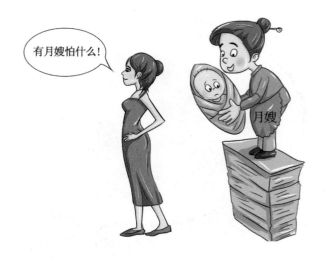

有月嫂怕什么！

月嫂

注自身健康外，还要抽出很大的时间和精力陪伴宝宝，给宝宝唱歌，与宝宝对视，为宝宝讲述一些道理。这样长大后的宝宝才能懂道理、有人情味、有爱心。

总之，月嫂在哺育宝宝的工作中只是配角，千万不可喧宾夺主，好的月嫂能主动帮助新妈妈进入母亲的角色。而新妈妈也应摆脱对月嫂的过分依赖，主动向月嫂学习照顾宝宝的经验。

音乐有助于拥有好心情

优美的音乐是一种疏导，可以改善产后新妈妈的情绪，有助于产后新妈妈拥有好心情。那么，新妈妈选择音乐时应注意些什么呢？

a 可选择一些轻松优雅和抒情性强的古典音乐和轻音乐，能帮助新妈妈消除紧张情绪，放松心情。

b 安神宁心、镇静催眠的乐曲，能消除紧张、焦躁的情绪，如《梅花三弄》《春江花月夜》等。

c 开畅胸怀、舒解郁闷的乐曲，能消除情志郁结，如《古曲》《喜洋洋》等。

d 使人轻松、喜乐的乐曲，能消除悲哀忧思、郁闷愤懑，如《黄莺吟》《百鸟朝凤》等。

e 音乐的音量不宜超过60分贝，否则易造成噪声污染。

f 吃饭时，不宜听鼓点乐，否则易引起心跳加快、情绪不稳，影响食欲和消化。

g 睡觉前，不宜听交响乐，否则易使人兴奋、难以入眠。

h 不宜听节奏强烈、音色单调的音乐，如迪斯科等，否则易使新妈妈感到烦躁不安。

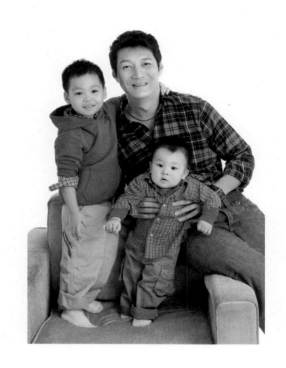

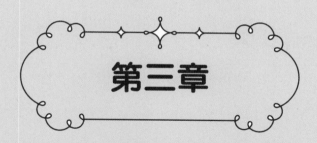

第三章

第 2 周——重点预防腰酸背痛

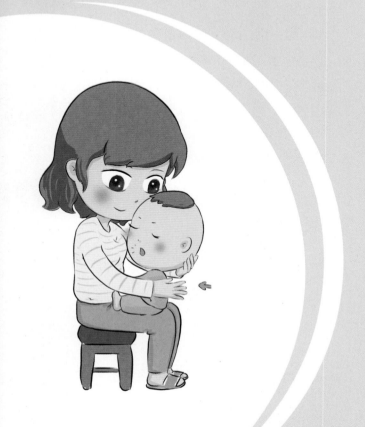

第 8~10 天

生理变化

子宫恢复形状

新妈妈刚刚分娩结束时，因子宫充血、水肿，会变得异常柔软，子宫颈壁也非常薄，皱起来就像一个袖口，约一个星期后才会恢复到原来形状。新妈妈产后8～10天，子宫内口会慢慢关闭。

子宫内膜复原

新妈妈分娩后期，胎盘、胎膜与子宫壁分离，由母体排出以后，从子宫内膜的基底层会长出一层新的子宫内膜。产后10天左右，除了胎盘附着面外，其他部分的子宫腔会全部被新生的子宫内膜所覆盖。

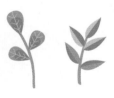

浆液性恶露来临

产后第2周，新妈妈恶露量明显减少，颜色也由暗红变为浅红，有点血腥味，但不臭。此时，新妈妈排出的恶露已由"红色恶露"变为"浆性恶露"。

如果这一周，新妈妈恶露依旧为暗红色，量多，伴有恶臭，甚至有时排出烂肉样的东西，这时应考虑子宫内可能残留有胎盘或胎膜，随时有可能出现大出血，新妈妈应及时诊治。此外，这一周里，新妈妈依旧要密切关注恶露的情况，如量、颜色、气味等，以便掌握子宫的恢复情况。

居家护理

母婴同室不同床

母婴同室，是建立母婴关系、增进母婴感情的良好开端。

宝宝睡在新妈妈身旁的小床里，为母婴互相接触、沟通提供了方便。母婴之间靠视、触、听、嗅，甚至味觉来传递信息，以达到心灵的契合。如果宝宝哭了，新妈妈可以轻轻地对宝宝说说话，及时满足宝宝的需求，宝宝很快就会安静下来。

如果新妈妈时常抚摩、拥抱宝宝，宝宝很快就能辨别出新妈妈，新妈妈也能辨别出宝宝不同的声音所代表的含义。

在宁静、舒适的房间里，新妈妈时刻看着自己的小宝贝，身心愉悦，这有利于新妈妈分泌更多乳汁，从而使宝宝得以健康成长。

不过，新妈妈宜与宝宝同室，但不宜同床。研究发现，1岁内的宝宝，危险大多在睡眠中发生，尤其是母婴同床的时候。

对于那些睡觉不老实的新妈妈，宝宝的危险可以想象。此外，母婴同床时，许多新妈妈喜欢让宝宝枕着自己的手臂、睡在腋窝左右的位置，这恰恰是最危险的，如果新妈妈一旦睡着，很容易翻身压着宝宝。

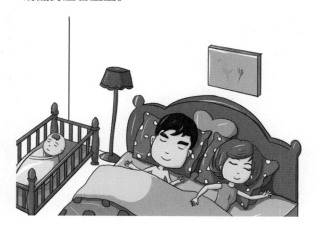

而且如果新妈妈与宝宝同睡一张床，常常容易造成面对面睡眠、呼吸，这尤其对宝宝的身体健康有害。

新妈妈与宝宝面对面睡觉时，宝宝长时间吸入的气体大部分是新妈妈呼出来的"废气"。这样睡眠中的宝宝会感到呼吸困难，脑供氧不足，因而易引起睡不安稳、半夜哭闹、白天萎靡的情况。宝宝经常在这种缺氧的环境中睡觉，会影响脑组织新陈代谢，严重者会影响宝宝的正常发育。

因此，为了宝宝的安全、健康着想，新妈妈做点"牺牲"还是值得的。

枕头和床的选择

新妈妈除了应了解月子里房间的选择和布置等知识外，在此我们再详细说说新妈妈该如何选择枕头和床。

✺ 枕头的选择

新妈妈选用的枕头要做到软硬适中。如果枕头过硬，头枕在上面会感到不适，夜里不得不时时翻身，这样就会妨碍新妈妈的睡眠。相反，如果枕头太软，头枕在上面得不到支撑，陷入枕内，侧卧时会使呼吸换气感到不畅。枕头的高度也有讲究，应以符合颈椎的生理要求为准。就常人来说，一侧肩宽在12～15厘米之间，所以枕头高度也应以此高度为宜。

床的选择

许多新妈妈都有一个错误观念，以为床柔软度愈好，睡起来就愈舒服，事实恰好相反。全身的肌肉、骨骼和脊椎会完全放松紧贴着柔软的被子，就无法支撑身体的重量，反而会使身体下陷，身体无法平衡放松，睡醒后容易腰酸背痛。而且新妈妈分娩后，骨盆尚未恢复，缺乏稳定性，如果新妈妈睡过于柔软的床，不利于新妈妈翻身坐起，如果新妈妈用力过猛，很容易造成骨盆损伤。因此，新妈妈睡眠时宜选择木板床，只要在上面铺上垫子即可。

不要开着灯睡觉

有些新妈妈担心小宝宝夜晚会有什么危险，于是总是开着灯睡觉。殊不知，这样做对自己及宝宝的健康不利。

a 开着灯睡觉，会影响褪黑素的分泌。褪黑素除了可调节人体生物钟外，还有很好的助眠作用，同时有增加免疫、调控情绪的积极意义。褪黑素在夜间分泌最多，开灯睡觉会打破这种规律，长期如此，会影响新妈妈及小宝宝的睡眠质量及身体健康。

b 长时间开着灯，光亮刺激会使宝宝的注意力集中到灯上，使宝宝的小眼睛得不到充分休息，也容易使宝宝睡眠昼夜颠倒。

c 开灯睡觉会让宝宝对灯光有依赖性，总是要求开灯才睡觉，关了就会哭闹。

总之，睡觉时还是关灯为好。如果新妈妈想方便观察宝宝的动静，可以买一盏光线柔和的小夜灯，放置在离自己及宝宝较远的地方，这样也能将灯光的影响降低到最小。

·幸福叮咛·

为了新妈妈和宝宝的健康着想，被子要保持清洁。新妈妈产后出汗多，被子很容易变得潮凉，盖在身上不舒服，影响睡眠及健康。因此，要特别留意被子的卫生，天气好时要拿出去晒一晒。

为了培养宝宝关灯睡觉的好习惯，新妈妈可以在关灯后多陪陪宝宝，比如亲亲他、抱抱他，唱轻柔的摇篮曲，消除宝宝对黑暗的恐惧。

乳汁管理

哪些情况不宜母乳喂养

母乳是宝宝最佳的天然食品，然而并不是所有新妈妈都适合用母乳喂养宝宝，否则易对新妈妈及宝宝的健康造成危害。

◉ 严重心脏病患者

患有严重心脏病的新妈妈不宜哺乳，否则会加重心脏负担，有发生心力衰竭的可能。

◉ 肾脏疾病患者

严重肾功能不全的新妈妈，产后哺乳会加重肾脏负担，使原有疾病加重，不宜母乳喂养。有些患了肾脏疾病的新妈妈，在肾功能不减退的前提下，宝宝情况正常，可以进行母乳喂养。

◉ 急性肝炎患者

急性肝炎期间应暂停哺乳，否则不仅病毒会通过乳汁传给宝宝，也不利于新妈妈的自身康复。

◉ 糖尿病患者

患糖尿病的新妈妈，药物治疗期间不宜哺乳。经饮食和胰岛素治疗，血糖控制良好的新妈妈可以母乳喂养。必要时请咨询医生。

◉ 精神病患者

患有精神病的新妈妈，无法照顾宝宝，且可能在哺乳过程中给宝宝带来伤害。长期服药的病人，所服药物可通过乳汁传给宝宝，易对宝宝的健康造成伤害，并影响宝宝的智力发育。

◉ 癫痫患者

癫痫发作易对宝宝造成危害，哺乳时应保证妈妈能照顾好宝宝。此外，抗癫痫药物可通过乳汁影响宝宝，造成宝宝嗜睡、脱水及皮肤瘀斑等不良反应。

◉ 甲状腺功能亢进患者

新妈妈服用大剂量抗甲状腺素药物时，药物可通过乳汁引起宝宝甲状腺功能低下，因此不宜母乳喂养。或咨询医生是否可以哺乳。

◉ 癌症患者

患有癌症等危重疾病的新妈妈，因病情重、病程长、营养和体力消耗大而不宜哺乳。

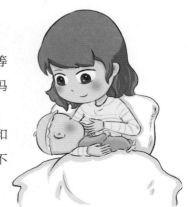

感冒后还能喂奶吗

许多新妈妈感冒后，担心自己的感冒会传染给宝宝，于是便暂停喂奶，而改用奶粉喂宝宝。

其实，新妈妈感冒后不需要停止喂奶。因为在新妈妈出现感冒症状之前，宝宝已经接触到了感冒病毒，此时继续让宝宝吃母乳，宝宝不仅不会因为母乳而被传染，而且还能通过母乳获得抗体，增强自身的抗病能力。

不过，新妈妈应戴着口罩给宝宝喂奶，以防感冒病毒通过唾液飞沫传播给宝宝。新妈妈抱宝宝和接触宝宝的用品之前，一定要先把手洗干净。此外，新妈妈一定不能直接对着宝宝打喷嚏。

当然，如果新妈妈感觉很难受，不方便直接给宝宝喂奶，也可以把母乳挤出来，让家人用奶瓶喂给宝宝。但如果新妈妈打算吃感冒药，一定要先去看医生，并告知自己正在哺乳期，以便医生为你开合适的感冒药。

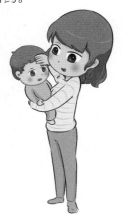

"乙肝妈妈"能哺乳吗

母乳喂养是件幸福的事，但对于乙肝妈妈来说则顾虑重重。那么，乙肝妈妈究竟能不能哺乳呢？

我国首部《慢性乙肝防治指南》明确指出：新生儿在出生12小时内，注射乙肝免疫球蛋白和乙肝疫苗后，可接受乙肝妈妈哺乳。这是因为乳汁中检出乙肝病毒的概率很低，含量也非常小；乙肝是血液传染病，乙肝病毒不能通过消化道传播；宝宝经乙肝疫苗和乙肝免疫球蛋白免疫，体内已经有了保护性抗体。

总之，乙肝妈妈可以哺乳，但要采取科学合理的方法来阻断乙肝病毒的传播，使宝宝产生抗体以避免乙肝病毒的感染。但乙型肝炎表面抗原阳性者、乙型肝炎e抗原阳性者、乙型肝炎核心抗体阳性者不宜哺乳。

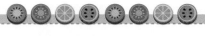

· 幸福叮咛 ·

接触有毒化学物质或农药等有害物质的新妈妈也不宜哺乳，否则易引起宝宝中毒。因此，新妈妈哺乳期应避免接触有害物质。

·幸福叮咛·

　　虽然乳汁中含有的乙肝病毒量很少，但其确实存在。如果新妈妈喂奶时，有乳头破损或宝宝口腔黏膜破损，就会造成血液接触，而乙肝病毒是可以通过血液传播的。由此可见，为宝宝接种乙肝疫苗和乙肝免疫球蛋白是很有必要的。

饮食调理

利水消肿的优质食材

　　虽然月子已经过了一个多星期，但许多新妈妈依然觉得身上肿肿的，利水消肿依旧是这一周的一个重要任务，新妈妈应适当多吃些利水消肿的食物。

⊛ 冬瓜

　　可提供丰富的营养素和无机盐，有利水消肿、清热解毒、清胃降火及消炎等功效，对新妈妈产后水肿有良好的食疗效果。

⊛ 赤小豆

　　又名红豆、红小豆等，为清热利水、散血消肿的佳品。新妈妈适量吃些赤小豆，可帮助消除肿胀感，排除身体内多余水分，使身体轻松、心情愉悦。

⊛ 海带

　　含有较多的碱性成分，有助于保持新妈妈体内酸碱平衡。海带的有效成分甘露醇是一种疗效显著的利尿剂，可帮助新妈妈消除水肿。此外，海带还是清肠通便、排毒养颜的理想食材。

⊛ 紫菜

　　除含有丰富的维生素A、维生素B_1及维生素B_2外，重要的是它蕴含丰富纤维素及矿物质，可以帮助新妈妈排走身体内的废物及积聚的水分。

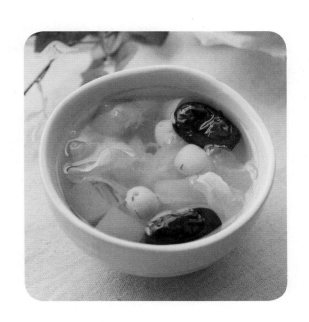

鲫鱼

鲫鱼是一种益脾胃、安五脏、利水湿的淡水鱼，可帮助消除产后水肿。鲫鱼肉是高蛋白、高钙、低脂肪、低钠的食物，新妈妈月子里可适量多吃。

鲤鱼

有补益、利水的功效，新妈妈适量食用可补益强壮、利水祛湿。鲤鱼肉中含有丰富的优质蛋白质，钠的含量也很低，是新妈妈产后的补益佳品。

补钙刻不容缓

新妈妈消耗的钙量远远大于普通人，因为仅靠乳汁维持营养需求的小宝宝，身体骨骼发育所需要的钙完全来源于新妈妈，因此为了自己及宝宝的健康，新妈妈月子里补钙刻不容缓。

补钙饮食原则

a 选择含钙丰富的食物。俗话说得好，"药补不如食补"，钙片补钙虽然补得多、补得快，却不一定适合新妈妈的体质，而大自然赐予我们的食物中含有丰富的钙质，这些天然食物能够为新妈妈提供安全、健康、易吸收的钙。

b 辅助钙质吸收的食物要适当多吃。维生素D、乳糖和适当的钙磷比例都可以促进人体中的钙质吸收，新妈妈一味单纯地补钙并不能全面防治缺钙症状，补钙的同时还需要补充维生素D等营养素帮助人体吸收。

富含钙的食物

研究发现，半斤牛奶，含钙约300毫克；25克虾皮，含钙约500毫克；500克豆浆，含钙约120毫克；150克豆腐，含钙约500毫克；动物骨头中，约80%以上都是钙；100克雪里蕻，含钙约230毫克；100克油菜、芹菜或小白菜，含钙约150毫克；奶酪钙含量较高。

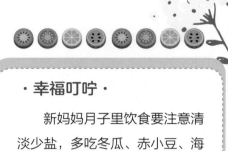

·幸福叮咛·

新妈妈月子里饮食要注意清淡少盐，多吃冬瓜、赤小豆、海带、鲫鱼等消肿食物，适当运动以促进血液循环，能有效减轻水肿症状。

一日饮食方案推荐

　　产后第2周，新妈妈的肠胃功能正在逐渐恢复。新妈妈经过一个星期的恢复和适应后，已经慢慢适应了月子里的饮食，但这一周新妈妈依旧不宜过多食用非常油腻的食物，否则易导致消化不良。这一周，新妈妈的胃口已经好了很多。新妈妈饮食调理时，不仅要注意补虚养血、利水消肿，也不能忽略补钙的问题。

·幸福叮咛·

　　充足的钙质具有降低神经细胞兴奋性的功能，被称为"天然的镇静剂"，对于烦躁不安、失眠等症状有很好的抑制作用。睡前喝一小杯温热的牛奶，可以帮助新妈妈美美地睡到天亮。

早餐	核桃虾仁粥，鸡蛋1个
上午点心	麻油腰花汤，苹果1个
午餐	米饭，小炒海带丝，鲫鱼豆腐汤
下午点心	蛋挞1个，牛奶1杯
晚餐	蛋黄牛肉粥，烩木耳三丝
晚上点心	桂圆红枣红豆汤

🍽 桂圆红枣红豆汤

原料 红豆40克，桂圆肉20克，红枣8枚，糖适量。

做法 ❶ 红豆、红枣用冷水泡开，备用。❷ 锅中放适量清水，放入红豆、红枣、桂圆肉大火煮开，改用小火煮至红豆变软，加糖调味即可。

推荐理由 红豆中含有的皂角苷对水肿有良好疗效，桂圆、红枣是月子里的滋补佳品。这款汤可利水消肿，补血养颜。

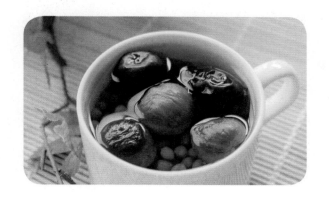

🍴 核桃虾仁粥

原料 核桃仁 20 克，虾仁 50 克，粳米 50 克，盐适量。

做法 ❶ 虾仁洗净；核桃仁放入温水中浸泡，剥去外衣备用。❷ 锅中加适量清水，倒入洗净的粳米，开大火煮沸。❸ 将虾仁、核桃仁倒入锅中，改小火熬煮成粥，加适量盐调味，稍煮片刻即可。

推荐理由 核桃是补脑佳品，所含的锌元素对于新妈妈和宝宝都有益处。虾仁中蛋白质的含量是鱼、蛋、奶的几倍至几十倍，富含的维生素 A、钙、磷、钾、碘、镁等营养物质，对新妈妈和宝宝有良好的补益作用。

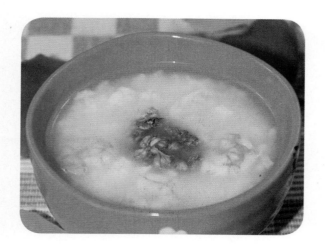

🍴 麻油腰花汤

原料 猪腰 1 个，姜 20 克，麻油 30 克，盐、酱油、料酒各适量。

做法 ❶ 猪腰横面剖开，除臊和白膜；洗净后，表面切十字刀，注意用力均匀，不要切断；然后切成小片腰花。❷ 腰花入烧开的水中烫一下，腰花微微卷起时捞出；放入冷水中浸去血水。❸ 锅中倒入麻油，入姜片爆香，大火爆炒腰花，放少许料酒、酱油。❹ 放适量清水大火煮沸，最后放少许盐调味即可。

推荐理由 猪肾，俗称腰子，在猪的众多内脏中，肾是比较抢手的器官，自古养生食疗方就大量应用腰子来补肾强精，治腰酸背痛。新妈妈月子里喝些麻油腰花汤最补腰肾，对改善腰脚冰冷、腰酸无力有良好效果。

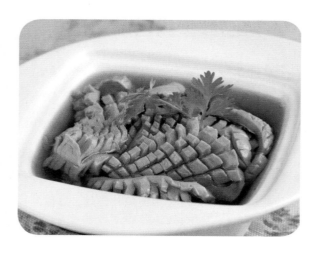

🍴 烩木耳三丝

原料 胡萝丝 30 克，火腿 30 克，木耳（水发）20 克，洋葱 20 克，葱、姜各 10 克，植物油、水淀粉、盐各适量。

做法 ❶ 木耳洗净，切丝；葱洗净，切段；姜洗净，切片；火腿切丝；洋葱去皮，洗净，切丝；胡萝卜去皮，洗净，切细丝。❷ 锅中加适量植物油，烧至四成热后下姜片、葱段炝锅，倒入木耳一起翻炒。❸ 加适量清水，倒入胡萝卜丝、洋葱丝，继续翻炒至熟，加盐调味，再用水淀粉勾芡，出锅装盘，撒上火腿丝即可。

推荐理由 木耳具有滋润强壮、润肺补脑、清涤胃肠、补血活血、镇静止痛等功效。火腿是优质蛋白质的不错来源。这款菜可壮骨开胃。

🍴 鲫鱼豆腐汤

原料 鲫鱼 1 条，豆腐 200 克，姜 10 片，葱 10 克，食用油、料酒（少许）、盐各适量。

做法 ❶ 鲫鱼洗净；豆腐洗净，切块；姜洗净，切片；葱洗净，切段。❷ 锅中放油烧热，将鲫鱼放入煎至两面金黄，依次放入葱段、姜片，放适量清水，加少许料酒，大火烧开后改文火慢煮。❸ 最后加豆腐煮熟，放盐调味即可。

推荐理由 鲫鱼具有很好的催乳作用，配用豆腐，益气养血，健脾开胃，对于新妈妈产后康复及乳汁分泌有很好的促进作用。

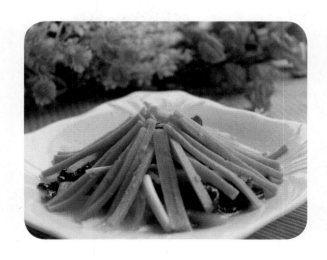

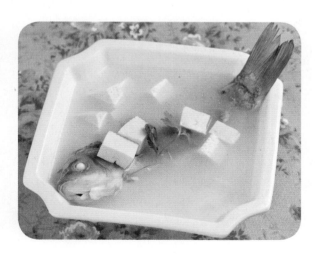

🍴 蛋黄牛肉粥

原料 鸡蛋黄 30 克，牛肉 100 克，粳米 100 克，葱 10 克，食用油、芝麻、酱油、盐各适量。

做法 ❶ 鸡蛋黄打散，牛肉洗净、剁成末，葱洗净、切成葱花，粳米洗净、放入清水中浸泡 30 分钟。❷ 锅中加适量食用油，烧至四成热，倒入牛肉末和葱花，翻炒至变色，加适量酱油调味，然后倒入泡好的粳米及适量清水，用大火煮开后改小火熬煮成粥。❸ 将蛋液倒入锅中，加适量盐调味，撒上芝麻即可。

推荐理由 这款粥可益智明目、防病壮骨。

🍴 小炒海带丝

原料 海带丝 100 克，胡萝卜 20 克，洋葱 20 克，火腿 30 克，葱、姜、蒜、食用油、盐、生抽、香醋各适量。

做法 ❶ 海带丝洗净，切段；胡萝卜洗净，切丝；洋葱去外皮，洗净，切丝；火腿切丝。❷ 炒锅入油，五成热时下葱、姜、蒜爆锅，倒入洋葱先煸炒，再下胡萝卜丝。❸ 炒至半熟时，倒入海带丝和火腿丝炒，最后用盐、生抽、香醋调味炒匀即可。

推荐理由 海带中含有丰富的膳食纤维，具有清理肠胃的功效，能够调理体内的血糖和血脂，还具有很好的消除水肿的功效。此菜清脆可口，能让新妈妈胃口大开。

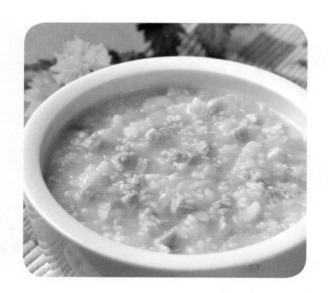

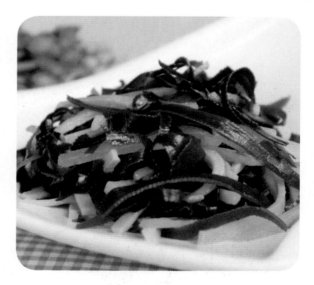

心理调适

新妈妈抑郁倾向自测

正如前面所说，新妈妈产后因生理、心理、社会等多方面因素的影响，易被抑郁侵袭。那么，新妈妈便来做做以下自测，看自己是不是有抑郁倾向。

状况	回答
入睡困难，夜里有时会突然惊醒。	是（　）否（　）
每天多数时候都感到疲惫。	是（　）否（　）
胃口不佳，吃一点东西就不想吃了。	是（　）否（　）
以前根本不在乎的小麻烦，现在会烦恼很久。	是（　）否（　）
觉得永远不可能再有属于自己的私人时间。	是（　）否（　）
担心自己无法照顾好宝宝。	是（　）否（　）
担心丈夫不会像以前一样爱自己。	是（　）否（　）
觉得别的妈妈做得比自己好。	是（　）否（　）
一点小事都会让自己伤心哭泣。	是（　）否（　）
以前热衷的事，现在感到很乏味。	是（　）否（　）
很久没有和朋友联系了，也不想联系。	是（　）否（　）
每天都会焦虑不安，无法心平气和。	是（　）否（　）
常常会莫名其妙地生气。	是（　）否（　）
很难集中精力做一件事。	是（　）否（　）
有时会感到自卑。	是（　）否（　）
常常会不由自主地责备自己。	是（　）否（　）

运动保健

产后运动好处多

新妈妈月子里可不能久卧在床，这样不仅会使新妈妈浑身乏力，还不利于产后身体恢复。运动专家指出，新妈妈产后适度运动好处很多。

❁ 恢复窈窕身材

新妈妈产后适量运动，能改善血液循环，恢复皮肤张力，减少脂肪囤积。不过，新妈妈产后各关节组织松弛，因此运动量需缓慢增加，以免运动对身体造成伤害。

❁ 改善不良姿势

准妈妈因为生理上的改变而易产生不良姿势，如身体重心前移、颈椎前凸、肩胛骨前拉、骨盆前倾、重心移至脚跟等，而产后新妈妈又因抱宝宝使重心依旧前移，所以易引发产后颈背、下背、骨盆及脚跟痛。新妈妈产后科学运动，能有效改善不良姿势，缓解腰酸背痛等症状。

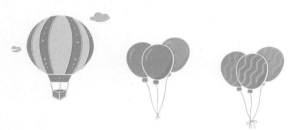

❁ 加速身体恢复

新妈妈怀孕期间体能衰退，产后往往感到身体虚弱、精神不振。新妈妈月子里，若身体状况允许，可在医生的指导下，尽早开始科学锻炼，对身体的恢复有很大帮助。而且，新妈妈产后适量运动，还有利于子宫恢复、恶露排出、增进肠胃功能、防治便秘。

❁ 消除产后抑郁

许多新妈妈月子里都会被抑郁困扰。如果能适当加强运动，可帮助新妈妈有效调整内分泌，较好地转移注意力，改善或消除产后抑郁的情况。

·幸福叮咛·

新妈妈产后身体虚弱，气血不足，子宫要排除恶露，而且体内各器官要恢复原位，需要适当的运动来帮助自身恢复。如果卧床过久，会不利于新妈妈体内瘀血的排出。如果瘀血长期停滞在子宫内，会导致恶露不下、恶露过多或产后腹痛等。

产后运动分期做

一般来说，新妈妈产后运动应与身体恢复情况同步。大致可分为两个阶段。

◉ 产后6个月内

这是新妈妈产后恢复的黄金时期。新妈妈这一时期适当运动，不仅能加速腹部、胸部、骨盆肌肉、子宫等部位的康复，有效改善尿失禁、腰酸背痛、便秘等症状，有利于乳汁分泌，还可保持身材、使心情愉悦。

不过，产后6个月内一定要注意运动强度，不要做太剧烈的运动，锻炼时从轻微运动开始，循序渐进，必要时请咨询医生。

◉ 产后6个月后

这一时期新妈妈的身体已经完全恢复，身体能承受正常的运动强度。此时新妈妈应有意识地加强锻炼，以增强身体体质，锻炼出迷人风韵。

新妈妈可选择的运动项目有：慢跑、快走、长跑、登楼梯、爬山、游泳、有氧健身操、瑜伽等。

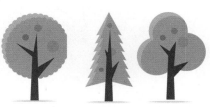

产后运动的注意事项

新妈妈产后运动，首先要注意运动强度，应根据自己的身体状况，以不痛不累为原则。剖宫产的新妈妈则应推迟运动时间，根据医生的指导，在伤口愈合良好后再进行适量运动。

产后运动应从简单的恢复性动作开始，如腹式呼吸、头颈部运动、手脚运动、腹肌运动、骨盆运动、胸部运动、会阴收缩运动等。尤其要注意，新妈妈产后关节松弛，哺乳使钙质流失严重，因此不要做易造成损伤的单手或单腿用力的动作。

此外，新妈妈每次运动前应排空膀胱，不要在饭前或饭后1小时内运动，要保持室内空气流通，衣着宽松，注意保暖避免着凉，运动后要适当补充水分。

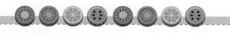

·幸福叮咛·

新妈妈产后运动，切忌勉强与过于劳累。如果新妈妈运动时，恶露增多或疼痛加重，一定要暂时停止，等身体恢复正常后再运动。

产褥操轻松做——会阴收缩运动

产后第8天，新妈妈产褥操可增加会阴收缩运动，以锻炼会阴部肌肉，促进血液循环及伤口愈合，减轻疼痛肿胀，改善尿失禁状况。具体步骤为：

a 仰卧或侧卧，吸气，紧缩阴道周围及肛门口肌肉。

b 屏住气，持续1~3秒，再慢慢放松吐气。

c 一般每回做5~10次，每天做4~6次即可。

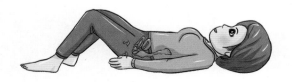

· 幸福叮咛 ·

新妈妈在做会阴收缩运动时，阴道分泌物会有少量增加，这是正常的生理现象，新妈妈不必担心。

新妈妈在做腿部运动时，动作宜轻柔、缓慢，不可过于激烈。

产褥操轻松做——腿部运动

产后第10天，新妈妈产褥操可增加腿部运动，以促进子宫及腹肌收缩，并使腿部恢复较好曲线。具体步骤为：

a 面朝上平躺，双手放在身体两侧。

b 举右腿使腿与身体成直角，然后慢慢将腿放下，左右腿交替同样动作。

c 一般每回做5~10次，每天做4~6次即可。

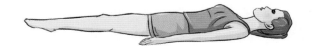

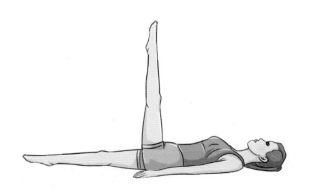

第 11~14 天

生理变化

子宫和乳房的变化

新妈妈顺利分娩后，子宫会立即收缩，在腹部用手可以摸到一个很硬并呈球形的子宫体，它的最高处与肚脐的水平同高。随后，新妈妈子宫底的高度，会每天下降1～2厘米，产后11～14天，子宫变小，降入骨盆腔内。产后第2周，新妈妈在腹部已经摸不到子宫底了。产后第2周，新妈妈的乳汁分泌趋于正常。这不仅归功于新妈妈正常的生理变化，也得益于此前新妈妈的不懈努力，如新妈妈及时让宝宝吸吮乳汁、哺乳姿势正确、按需勤喂宝宝、正确使用吸奶器，及时排空乳房等。当然，也有饮食调理的功劳。不过，必须提醒新妈妈们，这一周催乳不能着急，要循序渐进。因为此时新妈妈的肠胃功能尚未完全恢复，乳腺还不够通畅，因此依旧不宜食用大量油腻催乳的食物。

居家护理

月子里洗澡知多少

传统习俗认为，新妈妈在月子里不能洗澡。这一习俗适用于过去，但如今已经不科学了。以前生活条件较差，不能为新妈妈提供良好的洗浴设施，而新妈妈分娩后身体虚弱，如果不慎着凉患了感冒，会因体虚而不易痊愈。如今生活有了很大改善，能为新妈妈提供良好的洗浴环境，能有效避免新妈妈因洗澡而受凉感冒。因此，月子里不能洗澡的老观念应该被破除。

研究发现，与不洗澡的新妈妈相比，产后洗澡的新妈妈皮肤清洁，会阴或其他部位感染率较低。洗澡还具有活血行气的功效，可以有效消除疲劳。洗澡后的新妈妈普遍感到精神舒畅，睡眠改善，胃口良好。不过，新妈妈产后洗澡也并非百无禁忌，要特别注意以下几点。

a 如果新妈妈产后没有伤口，夏季2~3天、冬季5~7天即可洗澡。

b 新妈妈产后一个月内禁止盆浴，以免引起阴道感染，以淋浴为佳。

c 洗澡时，室温以20℃为宜，水温宜保持在35~40℃。

d 每次洗澡时间不宜过长，一般5~10分钟即可。

e 洗澡后注意保暖，在擦干身体尽快穿上衣服后再走出浴室。

f 洗澡的次数不宜过频，以每周2~3次为宜。

g 如果会阴伤口大或腹部有刀口，要等伤口基本痊愈才能洗澡，可先选择擦浴。用敷料保护好伤口进行淋浴。

月子里不宜多看电视

月子里新妈妈应注意休息，要控制看电视的时间，否则眼睛会感觉疲劳。每次看电视的时间不宜超过45分钟，观看过程中可闭上眼睛休息一会儿，或起身活动一下。

此外，电视放置的距离和高度要适宜。放置距离要根据电视的大小决定，37英寸或以下应保持在两米左右，42英寸或以上应保持在2.5米以上。电视的高度最好略低于水平线，这样可减轻眼睛的疲劳。

新妈妈最好不要边哺乳边看电视，这样会减少和宝宝情感交流的机会，宝宝听到的是电视里发出的喧闹声，听不到母亲轻柔的话语，看不到母亲温馨的微笑，这对宝宝的大脑发育不利。而且新妈妈在观看电视时，往往被电视情节所吸引，会影响乳汁分泌。

·幸福叮咛·

新妈妈淋浴后，2/3 的人体温上升，1/3 的人体温稍有下降，但不管是上升还是下降，体温波动均没有超过 0.5℃。此外，对子宫收缩及恶露的颜色、数量、气味等均没有不良影响。

新妈妈月子里，亦不可多看书和织毛衣，否则会使眼睛疲劳，久之甚至会出现眼睛疼痛的毛病。而且，看书和织毛衣总保持一种姿势，会影响新妈妈颈项、腰背部肌肉的恢复，加重腰酸背痛。

月子里能不能上网

有些新妈妈感觉月子里的生活很枯燥，便借助于上网来打发时间，可一些老年人又说月子不能使用电脑，这使新妈妈很疑惑。那么，新妈妈月子里究竟能不能上网呢？

专家建议，新妈妈产后尽量不要上网，因为电脑辐射及久坐不动对新妈妈的身体恢复不利。尤其是产后第一周，新妈妈最好不要上网，否则易对身体造成危害，如易引起子宫脱垂、加重腰酸背痛等。

如果新妈妈实在耐不住寂寞，可在产后一周后适当上网，每天最好控制在45分钟内，上网过程中可起来走动走动。对着电脑的距离不要太近，以减少电脑辐射。在网上与朋友交流时，应尽量和善，以免影响心情。更不宜看一些刺激性的内容，如动作片、恐怖小说等。上网之后一定要洗手、洗脸，以减少辐射对皮肤的伤害。

乳汁管理

轻松判断乳汁是否充足

许多新妈妈担心自己的奶水不足，怕宝宝吃不饱，那么如何判断乳汁是否充足呢？

✹ 看能否吃饱

如果宝宝吃饱了，会自动吐出乳头，并安静入睡3~4小时，每天大便2~3次，金黄色，稠粥样。如果宝宝睡了1小时左右，就醒来哭泣，喝奶后又入睡，反复多次，大便量少，说明宝宝没有吃饱。

✹ 看小便状况

如果宝宝每天小便6次以上，颜色为无色或淡黄，尿量能将尿布浸透，说明母乳充足。

✹ 看宝宝体重

宝宝出生后1周至10天的时间里，尚处于生理性体重减轻阶段，10天以后宝宝体重就会增加。因此，10天以后起每周为宝宝称重一次，将增加的体重除以7，如果得到的数值在20克以下，说明母乳不足。

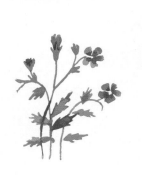
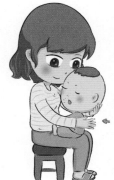

·幸福叮咛·

母乳充足的宝宝，往往精神状态很好。宝宝吃奶后，神情安定，表情愉悦，睡眠良好，说明新妈妈母乳充足。

◉ 看哺乳时间

如果每次哺乳时间超过30分钟，宝宝总是吃吃停停，而且吃到最后也不肯放开乳头，则说明母乳不足。

◉ 看乳房情况

新妈妈产后两周左右，如果乳房比较松软，无饱满感，则往往说明母乳不足。

母乳不足怎么办

母乳对于小宝宝来说，是任何食物都无法比拟的。但许多新妈妈都面临母乳不足的难题。那么，新妈妈母乳不足该怎么办呢？

◉ 加强吮吸

即使乳汁不多，也要让宝宝经常吮吸乳头。因为宝宝的吮吸，可促进新妈妈脑下垂体分泌催乳激素，从而增加乳汁的分泌。

◉ 补充营养

如果新妈妈营养不良，自然会影响乳汁分泌。因此，新妈妈一定要注意补充营养，尤其要适当多吃一些催乳食物，如芝麻、花生、鲫鱼、猪蹄等。同时，适当多喝一些汤水，对新妈妈的乳汁分泌有催化作用。

◉ 良好情绪

新妈妈月子里，在生理因素及环境因素的作用下，情绪波动较大，常会出现情绪低迷的情况，这会影响乳汁分泌。因此，新妈妈要注意调节自己的情绪状态。

◉ 合理喂养

a 如果新妈妈母乳不足，可以先喂约10分钟的母乳，然后给宝宝喝一定量的配方奶粉，这样宝宝既吃到了营养价值高的母乳，又补充了优质蛋白质的不足。

又没有奶水了

b 如果宝宝吃完母乳后，不肯再吃配方奶粉，而母乳在间隔一次不哺喂后，奶量还够吃一次时，就可以采取一顿纯吃母乳，下一顿完全喂配方奶粉的间隔喂法。

c 也可根据新妈妈乳汁分泌情况，安排早、晚吃母乳，增喂1～2次配方奶粉。

d 如果母乳不太缺少，就可以采用一次喂纯母乳，下次喂母乳后加喂一定量配方奶粉的间隔喂法。

e 个别宝宝如果吃母乳后不肯吃配方奶粉，而母乳又不够吃饱一顿时，就只好采取先吃配方奶粉后吃母乳的办法。

催乳按摩手法轻松学

按摩催乳是一种较为快捷的催乳方法，可促进局部毛细血管扩张，改善局部血液循环，有利于乳汁分泌。

🍊 乳腺按摩

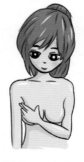

用拇指、食指、中指的指腹，顺着乳腺管进行纵向按摩。

🍊 泌乳反射

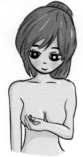

用拇指、食指、中指从乳晕部向乳头方向挤压，挤压时可以想象宝宝的吮吸，将按摩的三指想象成宝宝的小嘴巴。

🍊 基底按摩

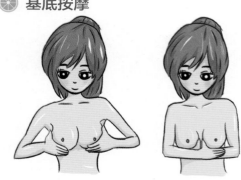

a 用两只手轻轻按摩乳房，然后尽量让两个乳头靠近。通过按摩，可以让乳房底部比平时更多地活动起来。

b 两手交叉，大拇指放在腋下，其余各指从乳房底下横着托起，把两个胳膊肘向内收紧，让胸部挺起来。

· 幸福叮咛 · 母乳对宝宝的身体非常有益，因此新妈妈即使乳汁不足，也要尽量让宝宝吃到母乳，最好不要完全用配方奶粉代替母乳喂养宝宝。

143

⦿ 乳头按摩

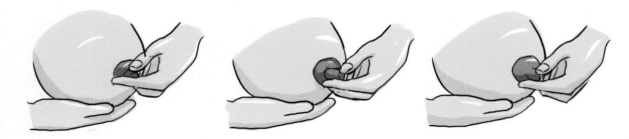

a 一只手从乳房下撑着乳房，用另一只手轻轻挤压乳晕部分，使其变得柔软。

b 用拇指、食指、中指垂直夹起乳头，轻轻往外拉。

c 用拇指、食指、中指垂直夹起乳头，一边压迫着尽量让手指收紧，一边变换位置，可旋转一周。

饮食调理

优质蛋白质不可缺

产后第2周，新妈妈从医院回到了家里，看护宝宝的工作量增加，体力消耗较前一周大，伤口也在逐渐愈合，饮食上应注意适当多补充优质蛋白质。此外，这一周新妈妈泌乳趋于正常，要摄入更多营养，特别是优质蛋白质，因为蛋白质对乳汁的分泌有很大助益。

根据不同的来源，蛋白质可分为动物蛋白和植物蛋白两种。蛋白质的优劣是根据蛋白质的组成成分中氨基酸的种类和含量而决定的。人体所需要的20种必需氨基酸中，有8种氨基酸人体自身不能合成，必须从食物中或蛋白质的特殊制品中摄取。因此，含有大量必需氨基酸的蛋白质被称为优质蛋白质。优质蛋白质的来源有：鱼、禽、蛋、瘦肉、奶制品、大多数坚果和豆类等。

> **·幸福叮咛·**
>
> 许多新妈妈夜晚要起来喂宝宝，因此睡不好觉。睡眠不足也是母乳少的原因之一，因此新妈妈要注意休息，白天可以让家人帮助照顾宝宝，困的时候抓紧时间补一觉，还要学会如何在夜晚喂奶的同时不影响自己的睡眠。

喝催乳汤的学问

饮食专家提醒，产后什么时候喝催乳汤，喝多少催乳汤都是有讲究的。过早喝催乳汤，乳汁下得过快过多，宝宝吃不了，容易造成浪费，还会使新妈妈乳腺堵塞而出现乳房胀痛。若喝催乳汤过迟，乳汁下得过慢过少，又会使新妈妈因无奶而心情紧张，分泌乳量会进一步减少，形成恶性循环。那么，新妈妈究竟该如何喝催乳汤呢？概括而言，新妈妈喝催乳汤要遵循以下两点。

❀ 掌握乳腺的分泌规律

一般来说，新妈妈分娩后2～3天开始分泌乳汁，但这时乳汁比较黏稠，略带黄色，这就是初乳。初乳进入宝宝体内，使宝宝体内产生免疫球蛋白，可以保护宝宝免受细菌的侵害。初乳的分泌量不是很多，应让宝宝反复吮吸乳头。大约在产后第4天乳汁分泌开始增加，但此时并不合适吃大量催乳食物，因为新妈妈的乳腺尚未通畅，

过早催乳易导致乳汁堵在乳腺管内。新妈妈产后第2周，乳汁分泌趋于正常，此时新妈妈可根据乳汁分泌的实际情况给予适当催乳。

❀ 注意新妈妈身体状况

若是身体健壮、营养好、初乳分泌量较多的新妈妈，可适当推迟服用催乳汤的时间，服用量也可相对减少，以免乳房过度充盈，从而引起不适。如果新妈妈身体比较差，就可早些服用催乳汤，量也可适当多些，但也要适可而止，以免增加胃肠负担，而出现消化不良。

一日饮食方案推荐

产后第2周，新妈妈的身体继续恢复，乳汁分泌也趋于正常，小宝宝开心地喝着新妈妈的乳汁，新妈妈在加强营养的同时，不仅要注意补铁、补钙，还要注意适当多喝一些促进乳汁分泌的汤水。

早餐	红豆粳米粥，鸡蛋1个，香蕉1个
上午点心	花生猪蹄汤
午餐	米饭，麻油猪肝，鱿鱼山药汤
下午点心	银耳杂果羹
晚餐	油菜鸡汤面
晚上点心	牛奶1杯

🍽 红豆粳米粥

原料 红豆 30 克，粳米 150 克，盐适量。

做法 ❶ 红豆洗净，倒入锅中，加适量清水煮熟，关火备用。❷ 另一锅中加适量清水，倒入洗净的粳米，开大火煮沸。❸ 将煮好的红豆连汤汁一起倒入米粥中，改小火熬煮至豆烂米熟，加适量盐调味即可。

推荐理由 红豆含有丰富的皂角甙，具有良好的利尿、消肿、解毒作用。此外，红豆还含有大量的膳食纤维，有益于润肠通便、健美减肥、降压降脂。粳米营养丰富，可以为新妈妈提供碳水化合物、蛋白质、多种维生素和矿物质，米糠层含有较多的粗纤维，能促进胃肠蠕动且防治便秘。这款粥可利尿、消肿、润肠、宁神。

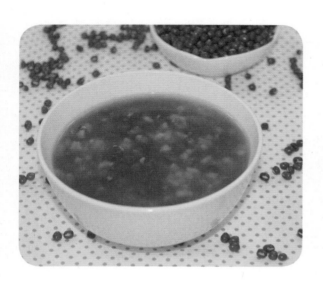

🍽 花生猪蹄汤

原料 花生 50 克，猪蹄 500 克，盐适量。

做法 ❶ 花生洗净，猪蹄刮洗干净。❷ 锅中放适量水，放花生、猪蹄同煮。❸ 先用大火煮沸，再用小火煮约两个小时，直至猪蹄熟烂，最后用盐调味即可。

推荐理由 猪蹄中含有较多的蛋白质、脂肪和碳水化合物，可加速新陈代谢，延缓机体衰老，并且对于哺乳期新妈妈能起到催乳和美容的双重作用。这款汤补血通乳，益气养身。

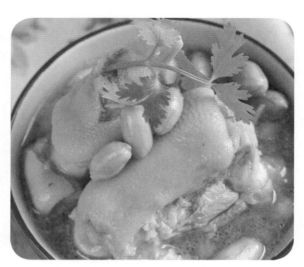

麻油猪肝

原料 猪肝 100 克，姜 20 克，葱 5 克，麻油 30 克，盐适量。

做法 ❶ 猪肝洗净，切薄片；姜洗净，切片；葱洗净，切碎。❷ 将麻油倒入锅中，以中火烧至六成热，放入姜片爆香，爆至姜片周边变成褐色。❸ 放入猪肝，转大火，翻炒均匀至猪肝成灰褐色且看不到血丝，加入盐和葱花调味即可。

推荐理由 猪肝鲜香可口，嫩滑有弹性，还能帮助新妈妈排出子宫内的污血及废物，促进子宫收缩，以恢复正常功能。这款菜可补肝明目，养血排瘀。

鱿鱼山药汤

原料 鱿鱼 300 克，山药 100 克，柠檬汁、鱼露、料酒、酱油、味精、盐各适量。

做法 ❶ 山药去皮洗净，切片，放入清水中浸泡；鱿鱼洗净切条，倒入沸水中氽烫 1 分钟，捞出沥去水分。❷ 锅中加适量清水，放入山药片，加适量柠檬汁、鱼露、料酒、酱油一起煮至熟烂。❸ 将鱿鱼条倒入锅中，煮熟后加适量味精和盐调味即可。

推荐理由 鱿鱼具有缓解疲劳、恢复视力、改善肝脏功能的作用。山药含有大量的黏液蛋白、多种维生素和微量元素。这款汤可补益身体、除疲安神。

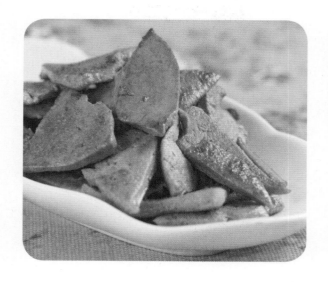

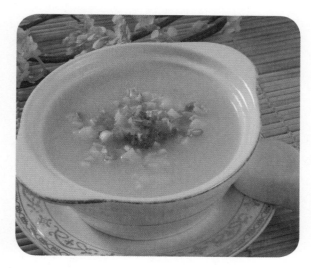

🍽 银耳杂果羹

原料 猕猴桃 200 克，苹果 100 克，银耳 100 克，冰糖适量。

做法 ❶ 银耳放入水中浸泡，捞出沥去水分备用。❷ 猕猴桃去皮洗净后切成丁，苹果洗净后去皮去核，切成丁备用。❸ 锅中加适量清水，放入银耳，开小火煮沸后加适量冰糖调味。❹ 待银耳熬至黏稠后关火，放凉后倒入各种水果丁，搅拌均匀即可。

推荐理由 猕猴桃被称为"维生素 C 之王"，苹果的营养亦十分丰富。银耳有排毒养颜的功效。银耳杂果羹美味可口，可健脾益胃、补气强心、润肠排毒。

🍽 油菜鸡汤面

原料 油菜心两根，面条 100 克，鸡汤、盐各适量。

做法 ❶ 油菜心洗净，放开水中汆烫断生，捞出备用。❷ 锅中放适量鸡汤，大火煮沸。❸ 将面条放入鸡汤中烹煮，待面条快熟时，放入油菜心稍煮，最后放少许盐调味即可。

推荐理由 柔软的面条，配上香浓的鸡汤，几根绿色油菜，如果再能加上几块鸡肉，营养则更加丰富。这款面不仅健脾开胃，而且易消化，非常适合新妈妈食用。

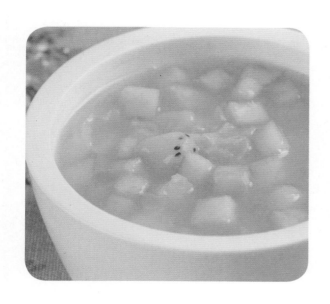

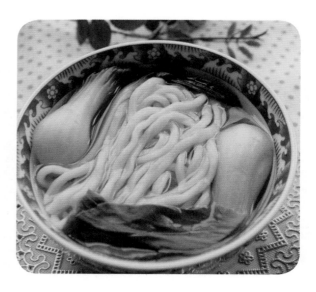

心理调适

与宝宝亲密可减轻抑郁

美国医学家最新研究发现，产后新妈妈和宝宝的亲密接触可减轻产后抑郁。

研究报告称，在产后第1周内，新妈妈每天与宝宝进行6小时的亲密接触；随后的1个月内，新妈妈每天至少和宝宝亲密接触两小时，会明显减轻新妈妈的产后抑郁状况。

英国医学家则认为，新妈妈与宝宝亲密接触，对宝宝也有很多好处。医学家指出，新妈妈每天3小时与宝宝亲密接触，能使宝宝的啼哭减少43%，并让宝宝更容易入睡，睡眠时间相对更长，使新妈妈得到更充分的休息。

因此，月子里新妈妈不妨多与宝宝亲密接触，切不可过于依赖月嫂或家人，新妈妈可多抱抱或逗逗宝宝，感知宝宝的依赖和需求，尽快建立新妈妈与宝宝的亲子关系，也能有效缓解新妈妈产后抑郁情况。

别忘了和朋友常联系

科学家研究发现，女性在向朋友倾诉的时候，体内会分泌出几倍于平时的抗压力激素，保证情绪不会失控。

因此，新妈妈月子里，不妨与朋友多交流，除可以将心中的苦闷、忧虑、悲伤等告诉朋友外，还可以从朋友那里得到解决问题的方法。

因为对新妈妈的了解，朋友会像心理医生那样，不仅会帮助新妈妈摆脱不良情绪的困扰，还能帮助新妈妈卸下沉重的心理包袱。

尤其是那些有育儿经验的朋友，是新妈妈倾诉的最佳对象。新妈妈不仅能从她们那里获得慰藉，还可以和她们交流坐月子的方法及科学育儿的知识。

总之，新妈妈月子里千万别忘了和朋友常联系，即使是一个电话也能使新妈妈获益匪浅。

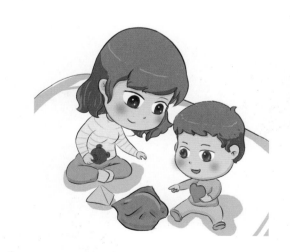

运动保健

哪些新妈妈应暂停运动

产后运动是为了帮助身体更好的恢复，但属于下列情形的新妈妈应暂停运动。

a 体虚，发热者。

b 血压持续升高者。

c 有严重心、肝、肺、肾疾病者。

d 贫血及其他并发症者。

e 剖宫产手术、伤口尚未愈合者。

f 会阴切口尚未愈合，或严重撕裂者。

g 产褥感染者。

不妨做做子宫修复操

新妈妈产后，子宫恢复需要6~8周。新妈妈从产后第2周起，不妨做做子宫修复操，以促进子宫的更好康复。具体步骤为：

a 面朝上平躺，双手放在腹部，全身放松，进行深呼吸运动，连做20次。

b 面朝上平躺，双手抱住后脑勺，稍抬起胸腹，然后缓缓放下，此动作即简易版仰卧起坐，连做10次。

c 面朝上平躺，双手摆成"一"字，双腿一齐向上跷，膝盖不要弯曲，两腿与身体尽量保持90度，稍停2~3秒，再缓缓落下，连做10次。

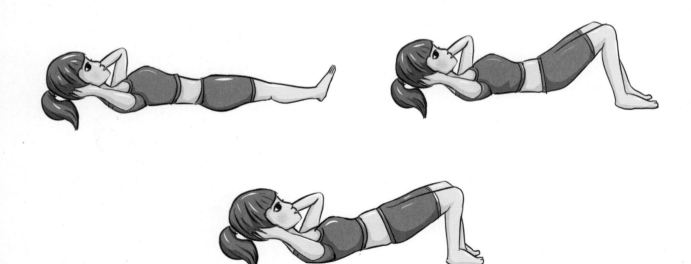

d 面朝上平躺，双手放在身体两侧，用手撑住床，膝关节弯曲，两脚蹬住床，将臀部尽量向上抬，稍停2～3秒，再缓缓落下，连做10次。

e 面朝上平躺，双手放在身体两侧，双脚抬起，膝关节弯曲，双脚交替做蹬自行车运动，连做10次。

f 屈膝坐在床上，腰背挺直，双手抬起与肩同高，肩膀放松，掌心相对。吸气准备，呼气低头、含胸、弯腰、屈髋，使躯干屈曲向前到自己的能力最远端。吸气保持2～3秒，再缓缓还原到开始动作。连做10次。

产褥操轻松做——胸膝卧位运动

产后第13天，新妈妈产褥操可增加胸膝卧位运动，可预防或纠正子宫后倾。具体步骤为：

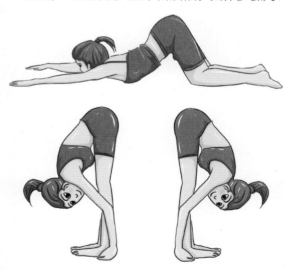

a 双腿跪在床上，并使脸及胸部尽量贴紧床面。

b 两腿并拢，上身朝下，头转向一侧。

c 一般每天早晚各做1次，开始时每次2～3分钟，逐渐增加至10分钟。

产褥操轻松做——阴道肌肉收缩

产后第14天，新妈妈产褥操可增加阴道肌肉收缩运动，以促进阴道肌肉恢复，预防子宫、膀胱、阴道下垂。具体步骤为：

a 面朝上平躺，双手枕于脑后。

b 双膝弯曲，与小腿垂直，双脚打开与肩同宽。

c 利用肩部及足部力量将臀部抬高成一个斜度，并将双膝并拢，数1、2、3后再将腿打开，然后放下臀部。

d 一般每回做10次，每天做4～6回即可。

·幸福叮咛·

胸膝卧位锻炼从产后13天开始，不可过早进行。如果新妈妈身体较弱，也可用俯卧20分钟代替。新妈妈解小便时，可以让阴道肌肉反复放松、收缩、放松、收缩……可锻炼阴道肌肉及尿道括约肌的弹性。

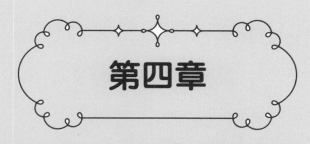

第四章

第 3 周——继续恢复身体机能

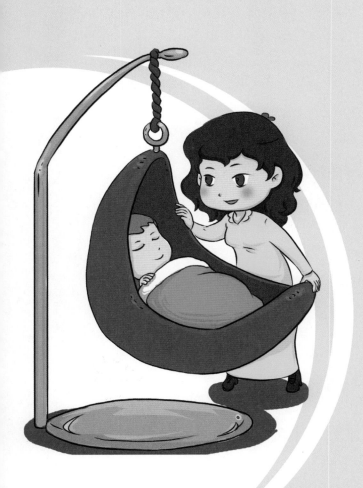

第 15~21 天

生理变化

疼痛感逐渐消失

新妈妈会阴侧切的伤口已基本痊愈，不会感觉到明显疼痛。不过，剖宫产新妈妈的伤口依旧在恢复中，有时会隐隐作痛，只要没有分泌物从伤口流出，且不会持续疼痛，就不必紧张，再过2~3周就能完全恢复正常。此外，新妈妈阴道及会阴部浮肿、松弛已基本好转，但请务必注意会阴部卫生，保持清洁，因为这一周依旧有恶露排出。

进入白色恶露期

产后第3周，新妈妈排出的恶露已由"浆性恶露"变为"白色恶露"。此时，恶露中不再含有血液，但含有大量的白细胞、退化蜕膜、表皮细胞和细菌，使得恶露变得黏稠，色泽较白。"白色恶露"会持续1~2周，新妈妈要注意恶露护理，保持卫生，避免感染。如果此时新妈妈恶露量增加，颜色恢复红色，应当及时去医院检查。

乳房开始变得饱满

这一周，新妈妈乳腺畅通，乳房开始变得饱满，此时是催乳的最佳时期，新妈妈可适当多吃一些催乳食物，也可适量多做一些催乳按摩。不过，正是由于这一时期新妈妈乳汁分泌旺盛，许多新妈妈会出现漏奶的现象。对此，新妈妈不必尴尬，合理应对即可。

子宫恢复到骨盆内

产后第3周，子宫收缩已基本完成，子宫顺利恢复到骨盆内。此外，子宫内的污血已基本排完。不过，新妈妈依旧要注意子宫护理，因为子宫完全恢复到孕前状态，至少还需要3周时间。新妈妈要避免做易对子宫造成伤害的动作，可以做做子宫修复操，还要保持清洁，避免子宫感染。

居家护理

休息为主，做些简单家务

产后第3周，大部分新妈妈的身体已经恢复得很不错，对于照顾宝宝的饮食起居也越来越熟练。此时，新妈妈可以尝试着做些简单的家务，如给宝宝换尿布、擦桌子、扫地、用洗衣机洗衣服等，使身体慢慢习惯以后的正常生活。

不过，新妈妈依然需要以休息为主，不要勉强自己，尤其应该避免长时间站立及繁重的劳动。新妈也尽量不要外出购物，应请家人帮忙购买日用品。

中午和宝宝一起小憩片刻

这一周新妈妈依旧要保持充足的睡眠，每天睡眠不少于8小时，此外中午应和宝宝一起小憩片刻。或许很多新妈妈还不知道，中午小睡片刻对身心健康非常有益。其一，人在昼夜中有两个自然睡眠"峰期"，主要"峰期"在午夜两点多，"次要峰期"在下午两点左右，这说明午睡符合睡眠规律；其二，人的睡眠有慢波睡眠和快波睡眠之分，其中慢波睡眠中的深度慢波睡眠对健康最为有益，午睡的深度慢波睡眠较丰富，能补充晚间睡眠的不足。因此，新妈妈应养成中午和宝宝一起午睡的好习惯。但需要注意的是，午睡是

生物钟调节的结果，新妈妈可以慢慢适应，不必强迫自己非午睡不可。

产后子宫脱垂怎么办

新妈妈产后原本体质就弱，如果剧烈咳嗽或严重便秘，易使腹压增加，导致子宫脱垂。此外，新妈妈如果过早从事重体力劳动，或提拉重物，长时间久站、久蹲等，也容易引起子宫脱垂。

·幸福叮咛·

新妈妈千万不要搬重物及长时间站着抱宝宝，否则易造成子宫下垂，不利于子宫的恢复。

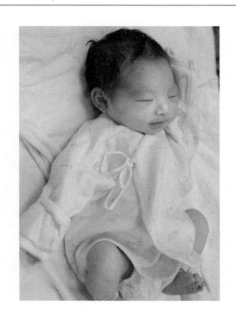

子宫脱垂的分类及治疗

分类	表现及治疗
Ⅰ度	Ⅰ度子宫脱垂轻微调理治疗，注意休息即可恢复。
Ⅱ度 （又分轻、重两型）	轻Ⅱ度：子宫颈及部分阴道前壁翻脱出阴道口外。 重Ⅱ度：宫颈、部分宫体、阴道前壁大部或全部均翻脱出阴道口外。 Ⅱ度子宫脱垂首先要及时把暴露在外的子宫回纳到阴道内，然后卧床休息，同时外用中药治疗。
Ⅲ度	Ⅲ度子宫脱垂是最严重的，子宫全部脱出于阴道口外，所以必须住院治疗，医生将根据病情和全身情况选择适当的手术方式。

🍊 子宫脱垂的主要症状

☆阴道有肿物脱出

轻者，仅在活动时感到有肿状物自阴道掉出，卧床休息后多能自动回缩；重者，肿物不仅容易脱出，而且体积逐渐增大，休息后也不能回缩，需用手还纳才能复位。

☆下坠感或腰酸背痛

因为子宫脱垂牵拉韧带、腹膜及盆腔充血，从而导致下坠感或腰酸背痛，每逢久蹲或久站时加重。

☆大小便异常

子宫脱垂常合并阴道前壁膨出，新妈妈易排尿困难，也常会继发泌尿系感染。

☆白带增多

脱出的子宫颈和阴道壁由于局部血液循环障碍而充血、水肿、上皮角化、增生、分泌物增多。

🍊 子宫脱垂的预防

新妈妈产后应充分注意休息，经常改变卧姿和睡姿；注意营养，积极进行合理运动以锻炼骨盆底肌肉及腹壁肌肉；不要久蹲或久站，避免过早和过度体力劳动；应防止便秘和剧烈咳嗽。

> · 幸福叮咛 ·
>
> 科学合理的锻炼能很好地防治子宫脱垂，如腹肌运动、骨盆运动、胸膝卧位运动、子宫修复操等都是不错的选择。

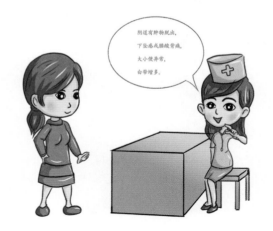

乳汁管理

运动及沐浴后不宜喂奶

哺乳专家指出，新妈妈运动及沐浴后不宜马上喂奶，因为运动及沐浴后，新妈妈体热蒸腾，乳汁也为热气所侵，这时喂奶，"热乳"可能会伤害到宝宝。传统医学也认为，在上述情况下，新妈妈应"定息良久"，再给宝宝喂奶。

建议新妈妈运动或沐浴后，休息30分钟左右再给宝宝喂奶。

·幸福叮咛·

新妈妈选择文胸时，务必注意松紧合适。太松难以起到衬托作用，太紧则影响乳汁分泌，同时影响新妈妈对胀奶情况的判断。

选择舒适合身的文胸

哺乳期间，由于乳房的生理变化及哺乳的问题，导致许多新妈妈不喜欢使用文胸，其实这种做法是不对的。哺乳期不戴文胸不仅易导致乳房下垂，还可能由于衣服的摩擦而造成乳头损伤。

新妈妈如何选择适合自己的文胸呢?

a 最重要的是合身与穿得舒服，最好选择透气、吸水性好的棉质文胸。

b 同一型号的文胸至少准备两个以上，以方便洗换。

c 根据新妈妈乳房变化情况，一个型号的文胸难以应付整个哺乳期需要，应准备几个不同型号的文胸。

d 美观、塑形的文胸不是首选，能更大限度地调节松紧度的文胸则是新妈妈的好帮手。

e 选择文胸型号的时候，可考虑留出溢乳垫的位置，以使乳房得到科学的保护与清洁。

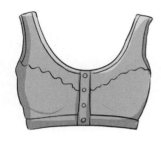

溢乳垫的正确用法

溢乳垫是新妈妈哺乳期必不可少的用品，其内侧选用超强吸收的高分子材料，能吸收过量的乳汁，外侧是透气防水层，能保持文胸干爽。

溢乳垫的种类很多，新妈妈应根据自己的情况选择合适的溢乳垫。如：

a 敏感肤质的新妈妈，最好选用纯棉的溢乳垫，可防止皮肤过敏或乳头受刺激而发生感染。

b 溢乳现象严重的新妈妈，要选择吸收量大的溢乳垫，拉绒棉面料是不错的选择。

c 常常待在家里的新妈妈，最好选择可洗型溢乳垫，既经济又实惠。

d 经常有事外出的新妈妈，可以使用无纺布材料的一次性乳垫，随身携带随时更换，既舒适又安心。

那么，新妈妈如何正确使用溢乳垫呢？

一般来说，溢乳垫是要和专门的哺乳文胸一起用的。正确的使用方法是，把溢乳垫摊开成圆形，插入文胸的隔层里面，将溢乳垫背上的胶贴，贴在内衣上固定即可。

> **· 幸福叮咛 ·**
>
> 好的溢乳垫应满足以下四点：吸收力强，柔软舒适，有两条防滑胶带，包装安全卫生。

新妈妈应特别注意，高营养的乳汁易滋生细菌，因此不管是可洗型还是一次性的溢乳垫，都要每隔3~4小时更换一次。

饮食调理

回奶食物不能吃

路纯两个多星期前顺产下小宝宝后，到了第三天才开始有点奶，但只是少量的清奶。从医院回到家以后，开始逐渐用食物催奶，在适当多吃了一些小米粥、猪蹄汤、鲫鱼汤之后，奶量才渐渐多了起来。

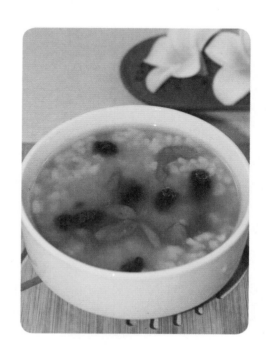

就这样吃了一个多星期后，路纯有点厌烦了，她想换换口味。那天婆婆外出，她看见厨房里有一把嫩绿的韭菜，便自己动手炒了一盘韭菜鸡蛋。那餐饭路纯吃得很香，但之后却遇到了大问题：回奶了。

在此特别提醒新妈妈们，哺乳期内回奶食物，包括韭菜、麦乳精、麦芽（大麦茶）、麦片、八角、茴香、花椒、胡椒等，千万不要吃。

吃零食请悠着点

新妈妈月子里能吃零食吗？答案是肯定的。但"垃圾"食品不要吃，关键是要适当吃些健康、营养的零食。

◉ 请远离这些零食

a 各种含糖或含盐量高的零食，请仔细辨认食品包装上各成分的含量。

b 各种冷饮，如雪糕、冰激凌、冰冻饮料等，刺激肠胃，易引起腹痛、腹泻。

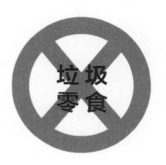

c 膨化食品，如虾条、雪饼等，主要是淀粉、糖类及膨化剂制成，蛋白质含量低。

d 糖果、巧克力、奶油点心，含能量高，易导致新妈妈肥胖。

e 果冻，主要是增稠剂、甜味剂、人工合成香料等，营养成分很少。

f 辛辣、油炸、刺激性零食，如怪味豆、麻辣花生、薯片、炸糕等，易加重肠胃负担，引起上火、失眠、便秘。

g 街头烧烤，如烤鱼、烤羊肉串等，不卫生，质量不可靠，可能含有致癌物。

◉ 可选择这些零食

酸奶、牛奶、牛肉干、各种水果、花生、瓜子、核桃等坚果，这些食物可提供一定量的蛋白质、碳水化合物、不饱和脂肪酸、维生素及矿物质，属于比较健康的零食。

> **·幸福叮咛·**
>
> 虽然麦乳精含有高蛋白，但也含有丰富的麦芽糖和少量麦芽酚。麦芽会对乳汁分泌产生抑制，有回奶作用。因此，新妈妈哺乳期不宜饮用麦乳精。

新妈妈吃这些健康零食时，最好选在两餐之间，一次不宜吃太多，以免影响正餐食欲。看电视或上网时，最好不要吃零食，因为不知不觉中容易吃得过多。晚上睡觉前，也不宜吃零食，以免增加肠胃负担，影响睡眠，食物残渣留在牙齿缝隙里，对口腔卫生不利，易造成龋齿。

·幸福叮咛·

新妈妈选择零食要留意食品添加剂。如膨化类、果冻类、蜜饯类、冷饮类、卤制类等零食，最好都不要吃，否则易对身体造成伤害。

一日饮食方案推荐

产后第3周，新妈妈饮食以催乳为主，以满足宝宝成长发育所需要的营养，新妈妈可适当多吃一些催乳食物。此外，新妈妈依旧要注意补血，因为前两周大量的恶露排出，使新妈妈大量失血，新妈妈要相应适当多吃一些补血食物，如芝麻、红枣、乌鸡、猪肝等。

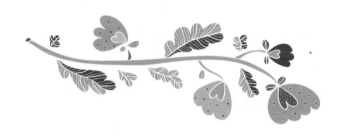

早餐	红豆粳米粥，鸡蛋1个，香蕉1个
上午点心	花生猪蹄汤
午餐	米饭，麻油猪肝，鱿鱼山药汤
下午点心	银耳杂果羹
晚餐	油菜鸡汤面
晚上点心	牛奶1杯

❐ 银耳红枣粥

原料　粳米 100 克，银耳 20 克，红枣 6 枚，莲子 10 克，枸杞 10 克，糖适量。

做法　❶ 银耳用水浸泡半天，择洗干净；红枣洗净，泡软去核；莲子、枸杞分别洗净，泡软；粳米洗净，冷水浸泡半小时，捞出，沥干水分。
❷ 锅中放适量清水，将粳米、红枣放入，先用旺火煮沸。

推荐理由　银耳富含维生素 D，能防止钙质流失，含有丰富的植物胶质，具有滋阴美容的功效。红枣可提高人体免疫力，安心宁神。莲子含有丰富的蛋白质、碳水化合物、矿物质等营养成分，可降压补虚、强心安神。这款粥可补虚强身、养颜美容。

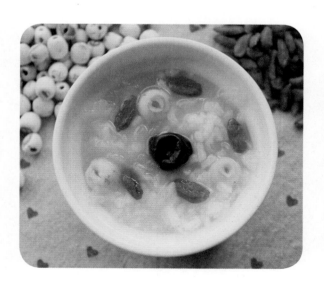

❐ 黑木耳乌鸡汤

原料　乌鸡 1 只，黑木耳 100 克，葱、姜各 10 克，盐适量。

做法　❶ 乌鸡处理干净；黑木耳洗净，放入清水中泡发，捞出、沥去水分；葱洗净切段，姜洗净切片。❷ 砂锅中加适量清水，放入乌鸡、黑木耳、葱段和姜片，大火煮沸后撇去浮沫，改小火熬煮至鸡肉熟烂，加适量盐调味即可。

推荐理由　乌鸡是鸡中上品，被戏称为"黑了心的宝贝"，益气补血的作用更是比普通鸡肉高出几倍，月子里的新妈妈食用可起到很好的滋补作用。黑木耳营养丰富，富含的胶质有较好的清胃涤肠功效。这款汤可滋阴补血、养身安神。

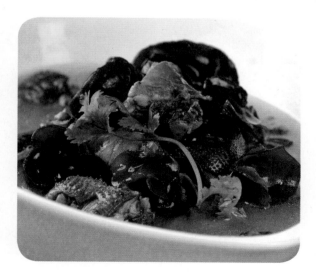

🍽 芝麻香蕉土司

原料 香蕉 1 根，吐司两片，芝麻 10 克。

做法 ❶ 香蕉去皮，切片，备用。❷ 吐司上摆上香蕉片，再撒上芝麻，盖上另一片吐司即可。

推荐理由 香蕉含凝集素，可增加人体免疫力；富含膳食纤维，可预防便秘。芝麻具有滋补、通便的功效。这款点心可增强免疫，预防便秘。

🍽 三丝拌豆芽

原料 黄豆芽 200 克，胡萝卜 50 克，柿子椒 20 克，葱 10 克，白糖、盐各适量。

做法 ❶ 柿子椒洗净，去蒂去籽，切丝；葱洗净，切丝。❷ 胡萝卜洗净，去皮，切丝，放入开水中焯熟，捞出控干水分。❸ 黄豆芽洗净，放入开水中焯熟，捞出控干水分。❹ 柿子椒丝放入开水中焯熟，捞出控干水分。❺ 将黄豆芽、柿子椒丝、胡萝卜丝放入容器中拌匀，根据个人口味，加适量白糖、盐调味，放入葱丝即可。

推荐理由 黄豆芽营养丰富，味道鲜美，具有补气养血、清热明目、防止牙龈出血等功效，经常食用黄豆芽可以起到健脑、抗疲劳、抗癌的作用。这款菜色彩鲜艳，可开胃、通便。

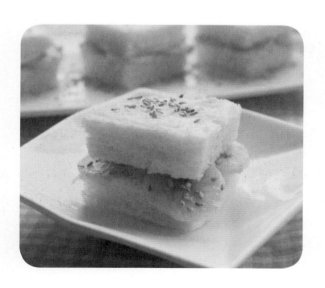

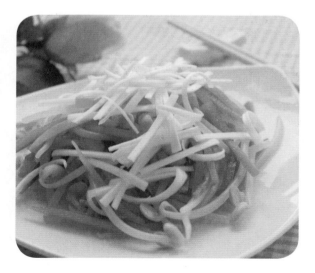

🍴 冬瓜鲫鱼汤

[原料] 鲫鱼 1 条，冬瓜 100 克，姜 10 克，葱 10 克，盐适量。

[做法] ❶ 鲫鱼处理干净；冬瓜去皮，洗净，切片；姜洗净，切片；葱洗净，切葱花。❷ 锅中放适量清水，放鲫鱼、姜片、葱花大火煮沸，改小火慢炖。❸ 当汤汁颜色呈奶白色后，放入冬瓜，煮熟加盐调味即可。

[推荐理由] 鲫鱼是补气血、通乳汁的好食材。冬瓜有利水作用，同样利于乳汁分泌。这款汤味道鲜美，具有很好的催乳效果。

🍴 黄花菜肉粥

[原料] 黄花菜 50 克，猪瘦肉 100 克，粳米 100 克，姜丝、盐各适量。

[做法] ❶ 粳米洗净，倒入清水中浸泡 30 分钟；猪瘦肉洗净、切片，黄花菜洗净。❷ 锅中加适量清水，倒入泡好的粳米，开大火煮沸。❸ 将猪肉片、黄花菜和姜丝放入锅中，煮沸后改小火熬煮成粥，最后加适量盐调味即可。

[推荐理由] 猪瘦肉含有丰富的优质蛋白质、氨基酸、钙，黄花菜营养丰富，具有良好的催乳作用。这款粥可益智明目、利尿催乳。

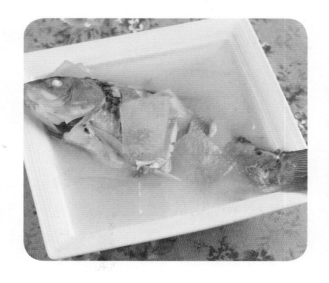

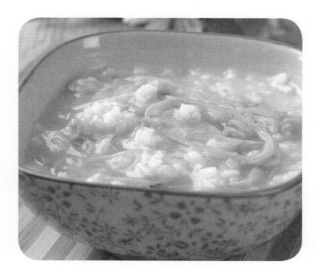

心理调适

懂得珍惜才能快乐

有些抑郁的新妈妈整天意志消沉、忧郁易怒，其实大可不必如此。或许新妈妈为失去了什么而伤心、生气，但自己依旧拥有令人羡慕的东西，如可爱的宝宝、和睦的家庭、善解人意的朋友……这一切，都是自己的财富，新妈妈千万不能再抑郁下去，否则很可能会失去许多美好的东西。

萨缪尔·约翰逊曾说过："凡事往好的一面去想，这种习惯比收入千金还宝贵！"新妈妈需要做的是珍惜眼前所拥有的一切，改变态度，快乐生活。

克服抑郁中的自责

抑郁者的自责是彻头彻尾的。当不幸事件发生或冲突产生时，她们会认为这全是自己的错，这种现象被称作"过分自我责备"。新妈妈该如何克服抑郁中的自责呢？

⊛ 第一步：审视自己的想法

在纸上记下那些自责的论断，如"我是一个不合格的妈妈"，这个步骤可以有效降低自责的强度和频率。

⊛ 第二步：评价自己的论断

审视自己的用词，判断是主观臆断还是公正合理。如果有新妈妈觉得自己是个"不合格的妈妈"，那么你一直都不合格吗？是不是有时候你也挺能干呢？心理学家告诉新妈妈们："你常常会发现自己的观点是相互矛盾的。"

⊛ 第三步：收集客观的数据

用事实说话，挑战自己的消极想法。在纸上列出一个简短的自我表现（尤其是好的一面），当每次自责来袭时，就拿出来看一看。

⊛ 第四步：让自己有所改进

别人对自己的评价有消极的、批判性的，也有良好的、建设性的。我们的目的应该是让自己有所改进，而不是打击自己。

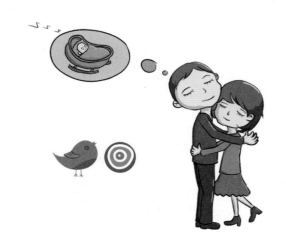

运动保健

简单的床上小动作

　　运动并不一定需要特别的场地或时间，新妈妈即使每天清晨起床前，也可坚持做几个简单易学的小动作，可帮助新妈妈有效增强体质。

做家务也是一种运动

　　产后第3周，新妈妈可以尝试着做一些简单的家务，虽不能做到尽善尽美，但只要感觉不疲劳，做家务也是一种运动。

　　不过，新妈妈此时做家务应量力而行、适可而止。打扫家中卫生时，可以把一些干不了的活留给丈夫。不要踩着凳子打扫高处卫生，也不要搬沉重的物品，这些动作会给腹部带来压力。清洁地毯的活还是留给丈夫，家中最好不要铺地毯，因为地毯中储藏着人们从室外带入的铅、镉等容易对新妈妈及宝宝的身体造成伤害的有毒物质，而且地毯中隐藏的细碎颗粒比地板要高近百倍，螨虫也最喜欢温暖舒适的地毯。

　　新妈妈干家务时，千万不要长时间弯腰或下蹲，如蹲着擦地一类的活最好先不做，因为长时间蹲着，容易导致子宫下垂。新妈妈无论干什么家务，即使是最简单的擦桌子、洗尿布，也要注意休息，只要达到适当运动的目的就好。

易学的沙发健身操

　　沙发是居家常见物品，巧妙利用沙发亦可帮助新妈妈达到运动的目的。实践证明，以下沙发健身操对新妈妈身体健康有益。

· 幸福叮咛 ·

　　不出门就可以锻炼和运动，而且还整理了屋子，这的确是一个两全其美的方法，"没时间"的新妈妈们千万别偷懒。

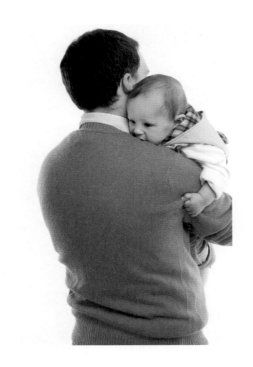

❋ 搓脸

早晨起来之后，先用双手的中指同时揉搓两个鼻孔旁的"迎香穴"（在鼻翼边缘半寸）数次。然后上行搓到额头，再向两侧分开，沿两颊下行搓到颏尖汇合。如此反复搓脸20次，有促进面部血液循环，增强面部肌肤抗风寒能力，醒脑和预防感冒的功效。天长日久，还能减少面部皱纹，改善容颜。

❋ 转睛

运转眼球，和缓地进行，先左右，后上下，各转10次，能提高视神经的灵活性，增强视力。

❋ 叩齿

轻闭嘴唇，上下牙齿互相叩击36次，以舌尖舐顶上腭数次。能促进口腔、牙齿、牙床和牙龈的血液循环，增强唾液分泌，从而起到清除污垢，提高牙齿抗龋能力和咀嚼功能等作用。

❋ 挺腹

平卧，伸直双腿，作腹式深呼吸。吸气时，腹部有力地向上挺起，呼气时松下。反复挺腹20次，可增强腹肌弹性和力量，预防腹部肌肉松弛、脂肪积聚，且能健胃肠利消化。

❋ 提肛

聚精会神地提紧肛门20次，可增强肛门括约肌力量，改善肛周血液循环，预防脱肛、痔疮、便秘。

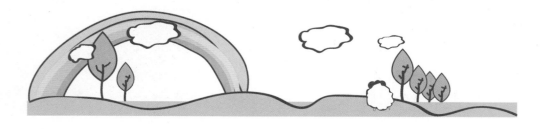

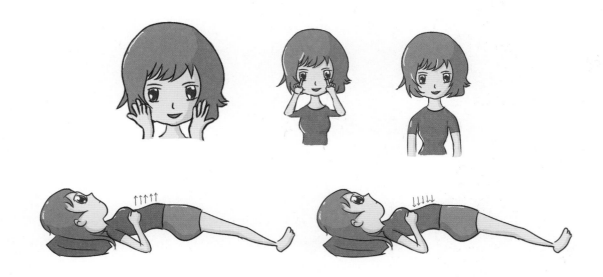

◉ 梳头

坐在床上,十指代梳。从前额梳到枕部,从头两侧梳到头顶,反复20次。可改善发根的营养供应,减少脱发、白发,促进头发乌亮,且能醒脑爽神,降低血压。

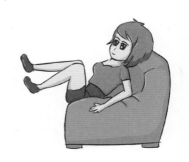

◉ 蹬车运动

坐在沙发边缘,双手肘部撑在沙发上,肩背紧靠沙发背,双腿呈蹬自行车状,腿与身体的角度视个人情况而定,做10～15次。

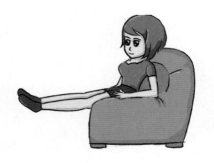

❂ 伸腿运动

双臂屈肘呈90度贴于沙发上，双腿伸直，前脚掌撑住沙发，身体保持水平，收腹，臀部微微上翘，保持5～10秒，做3～4次。

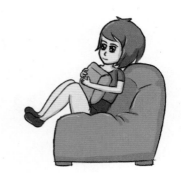

❂ 屈腿运动

坐在沙发上，双腿并拢，双手在胸前抱住一个靠垫帮助保持平稳，双腿微屈尽量收于胸前，保持5～10秒，做3～4次。

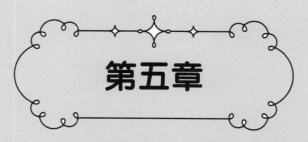

第五章

第 4 周——开始调理老毛病

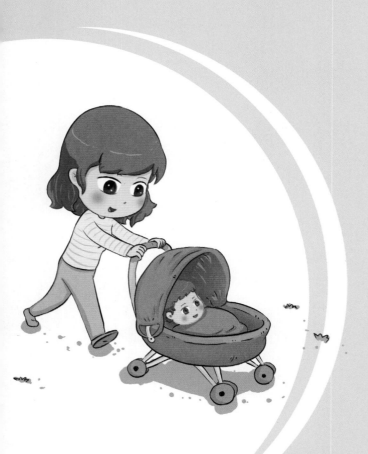

第 22~28 天

生理变化

白色恶露基本消失

产后第4周，有些新妈妈的白色恶露基本消失，变成了普通白带。倘若新妈妈的白色恶露依旧持续，也不必担心，因为恶露持续情况因人而异，时间较短的可以为十多天，而时间较长的可以达到6周。

新妈妈依旧要关注恶露情况，如果出现恶露量增多、颜色变红、出现淤块、腐臭气味或伴有腹痛、发热等状况，要及时就医。此外，无论恶露是否排尽，新妈妈依旧要注意会阴清洁，勤换内衣裤。

剖宫产疤痕开始增生

剖宫产留下的斑痕，一般呈白色或灰白色，光滑、质地坚硬。这一周，剖宫产疤痕开始增生，此时局部发红、发紫、变硬，并突出皮肤表面。大约

持续3个月至半年时间，纤维组织增生逐渐停止，疤痕也逐渐变平变软，颜色变成暗褐色，这时疤痕就会出现痛痒。特别是在大量出汗或天气变化时，常常刺痒难耐。常见的处理方法是，在医生指导下涂抹一些外用药膏，切不可用手抓挠，或用衣服摩擦、用水烫洗，这样只会加剧局部刺激，使结缔组织发生炎性反应，进一步引起刺痒。

居家护理

注意室内通风换气

我们已经多次提过"室内通风换气"，不过许多新妈妈并没有足够重视，她们常常将门窗紧闭，理由是防止灰尘和噪声污染。殊不知，这样易对新妈妈及小宝宝的健康造成危害。

研究表明，一个人1小时需要20～30立方米的新鲜空气，才会感到舒适。一间15平方米的居室或办公室，高为2.7米，其容积只有40.5立方米。室内如果居住着两个人，按每人每

小时需要20立方米新鲜空气计算，40.5立方米÷(20×2)=1.01小时。也就是说，在一间15平方米的居室或办公室里，只要有两个人，就需要每隔1小时左右换一次气，才能保持室内空气新鲜。

如果通风不良，势必造成居室中氧气含量不足，二氧化碳等混浊空气增多，新妈妈生活在这种环境中，不用多久就会出现头昏、头胀、胸闷、乏力等亚健康表现。

因此，请新妈妈们务必养成定时开窗通风的良好习惯，即使严寒冬季，或使用空调时，也要注意新鲜空气的补充。

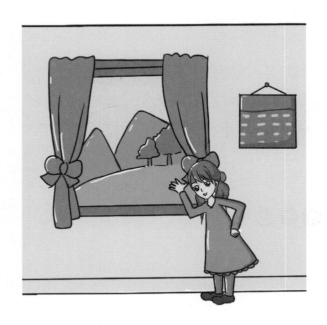

如何改善产后失眠

新妈妈要注意提高睡眠质量，如果睡眠不好会带来一系列问题，如产后头痛，产后激素分泌紊乱，造成乳汁减少、体重增加、产后脱发等。

造成产后失眠的原因很多，如精神紧张、兴奋、抑郁、焦虑、烦闷等精神因素；照顾宝宝压力过大、环境改变，以及噪声、光、空气污染；晚餐过饱、睡前思考等不良的生活习惯也会造成失眠。

那么，如何改善产后失眠呢？

a 改善产后失眠不能靠药物，新妈妈要根据自身情况，寻找引起失眠的原因，作出相应改变。

b 劳逸结合，改变晚餐过饱、睡前思虑等不良习惯。

c 睡前听听曲调委婉、节奏舒缓的音乐，或者学会倾听大自然的声音，如雨声、虫鸣等。

d 新妈妈可以在晚间散散步，注意离家不要太远，距离不宜太长。散步可放松肌肉，使身体发热，通常当体温降下来时，新妈妈也就会感到困乏。

e 新妈妈在睡前用热水洗脚，或睡觉前两三个小时洗个热水澡，都可以帮助睡眠。

f 睡前1~2小时，新妈妈喝一杯牛奶，或吃少许点心，有助于提高睡眠质量。

g 只有真的感觉困了，才能有良好的睡眠。当新妈妈感觉无法入睡时，就起来做一点单调而轻松的事情，如看看家庭影集、和丈夫说说话、听一会儿儿歌等。当困意来袭，新妈妈很快便能入睡。

h 经常失眠的新妈妈，平时可适当多吃些有助睡眠的食物，如桂圆、莲子、小米、红枣、牛奶等，用这些食材煮粥是不错的选择。

怎样让剖宫产疤痕最小

前面我们已经讲述了剖宫产疤痕的护理，在此我们再简单说一说使剖宫产疤痕最小的方案。

❂ 疤痕体质

有些人属于疤痕体质，即使是很小的伤口，也会遗留下明显的疤痕。因此，属于疤痕体质的准妈妈尽量避免做剖宫产。

❂ 饮食方案

新妈妈产前产后都要注意加强营养，适当多吃水果、蔬菜、蛋、奶、瘦肉、肉皮等富含维生素C、维生素E和人体必需氨基酸的食物，可促进血液循环，改善表皮代谢功能。忌吃辣椒，少吃姜、葱、蒜等刺激食物，防止伤口刺痒。

❂ 拆线护理

保持伤口及周围皮肤清洁干爽，以免造成感染，使创面延期愈合。拆线前避免剧烈运动，避免身体过度伸展或侧曲。拆线后立即用硅胶弹力绷带等加压包扎，可有效帮助疤痕愈合。

❂ 不揭结痂

过早揭掉结痂，会把还停留在修复阶段的表皮细胞带走，甚至撕脱真皮组织，并刺激伤口。还要避免阳光照射，防止紫外线刺激形成色素沉着。

·幸福叮咛·

有些新妈妈喜欢在床上思考，这么做的结果当然不利于睡眠。正确的方法是在睡觉前的一两个小时抽出十几分钟集中精力把要思考的事情想一想，做出该如何处理问题的决定。这种方法可以帮助新妈妈减少烦恼、放松大脑，使新妈妈能一上床就很快入眠。

乳汁管理

乳房大小与奶量有关吗

很多新妈妈都有过这样的疑问，特别是那些奶水不够的新妈妈。事实上，奶量的多少和乳房大小没有任何关系。

因为乳房的大小只表示其所含脂肪及结缔组织的多少，而产后有无乳汁分泌，以及乳汁分泌多少，与乳腺是否充分发育及宝宝吸吮刺激的频率有关。

研究发现，每个乳房无论大小，都有数十个乳小叶和数百万个乳腺腺泡。新妈妈产后，让宝宝尽早、频繁地吸吮乳头，是刺激乳汁分泌的动力，而吸吮次数、强度及持续时间与乳汁分泌多少有密切关系。乳汁是边吸边分泌，而且越吸越多。新妈妈懂得了这个道理，就应该建立起哺喂宝宝的信心。

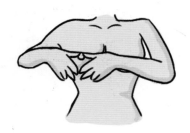

乳头伸展。用拇指平行放在乳头两侧，慢慢由乳头向两侧外方拉开，牵拉乳晕皮肤及皮下组织，使乳头向外突出；用同样方法由乳头向上、下纵行牵拉。每日两次，每次5分钟。

乳头凹陷该如何喂奶

绝大多数新妈妈的乳头是突出的，而有些新妈妈的乳头则是凹陷的。那么，这些新妈妈又该如何喂奶呢？

a 新妈妈要学习母乳喂养的知识，增强哺喂宝宝的信心。

b 坚持乳房按摩，纠正乳头凹陷。

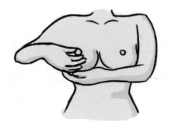

乳头牵拉。用一手托住乳房，另一手拇指、中指和食指抓住乳头，轻轻向外牵拉，并左右捻转乳头。每日两回，每回重复10~20次。

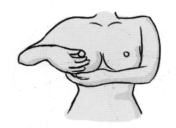

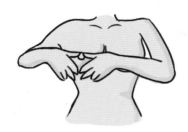

c 宝宝喝奶时，不能只含住乳头，必须将乳头和乳晕含住，乳头在宝宝口中约占1/3。只要新妈妈乳房的伸展性好，宝宝就能很好地含住乳房。

乳房按摩。用手掌侧面，轻轻按摩乳房壁，露出乳头，围绕乳头均匀按摩。每日1次，每次5分钟。

d 在给宝宝喝奶前，用毛巾热敷乳房5分钟，同时捻转乳头，引起立乳反射，使乳头突起后再哺喂宝宝。

e 尽量不要让乳房太胀，因为太胀后乳晕不易含接，如果新妈妈乳房较胀，可挤软乳晕周围，并将乳晕捏成形送入宝宝嘴里。

f 当宝宝拒绝时，新妈妈可以先将乳汁挤出一些，以吸引宝宝吸吮。

g 在各种尝试失败后，新妈妈可以用仿真乳头罩在乳晕上给孩子吸吮。也可以用吸奶器吸出乳汁，间接喂养。

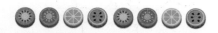

·幸福叮咛·

新妈妈中约有3%的人存在乳头凹陷，不过这些新妈妈不必紧张，经过上述努力后，绝大多数新妈妈是可以顺利哺喂宝宝的。

饮食调理

月子里能吃酱油吗

传统习俗认为，月子里忌吃酱油，因为吃了酱油后，新妈妈易长斑、宝宝的皮肤也较黑。其实，这是没有科学根据的。

一般来说，月子的饮食要求比较清淡，不要太咸、太刺激。所以，新妈妈月子里可以根据个人口味来选择是否添加酱油，但一定要少放一点。尤其要注意，放了酱油后，盐要适当少放些，否则新妈妈每天的摄盐量超标对健康不利。

月子里可以少量吃醋

有人认为，新妈妈月子里不能吃醋，否则对牙齿不好。那么，月子里新妈妈究竟能不能吃醋呢？事实上，上述说法并不完全正确。新妈妈月子里是可以吃醋的，但要适当少吃一些。其实，不仅是新妈妈，即使是正常人，吃醋也不宜过

量，否则会灼伤、腐蚀食道黏膜及损伤脾胃，容易引发胃肠慢性炎症。醋又是钙的有机溶剂，吃醋过量会影响人体内钙质的代谢，极易引发骨质脱钙，加重骨质疏松。

一般来说，成人每人每天宜吃醋20～40毫升，新妈妈则应相对减少，我们的建议是以不超过20毫升为宜。

辨清药性再煲汤

月子里，许多新妈妈会喝到用当归、枸杞、黄芪、茯苓、通草等药材煲的"滋补汤"。不过，饮食专家提醒，月子里煲滋补汤应先辨清药性。

药材	性味	功效	宜忌	食谱
人参	味甘、微苦，性微温	大补元气，补脾益肺，生津止渴，安神益智	☆产后一周不宜 ☆不可大量食用 ☆上火新妈妈不宜 ☆宜用砂锅，不宜用铜、铁锅 ☆不宜与萝卜同食 ☆与葡萄同吃营养受损	人参乌鸡汤
当归	味甘、辛，性温	补血活血，调经止痛，润燥滑肠	☆阴虚内热者不宜 ☆正在出血者不宜 ☆大便溏泄者不宜 ☆与芝麻搭配，更具通便效果	当归土鸡汤

续表

药材	性味	功效	宜忌	食谱
枸杞	味甘，性平	养肝明目，润肺滋肾，补虚止咳，强筋壮骨	☆产后腰膝酸软、头晕目眩、虚劳瘦弱者最宜 ☆脾胃虚弱者不宜 ☆腹泻者忌食 ☆感冒发热者忌食	枸杞猪肝汤
黄芪	味甘，性微温	补中益气，敛汗固脱，利水消肿，除毒生肌	☆产后多汗、浮肿者宜 ☆最适合气虚脾湿型的人，这种人往往身体虚胖、肌肉松软，尤其腹部肌肉松软 ☆肌肉坚紧、便秘者慎用。多汗而发热、咽喉红痛者不宜 ☆感冒、经期不宜	黄芪鲈鱼汤
茯苓	味甘淡，性平	利水渗湿，益脾和胃，宁心安神	☆尤其适合产后水肿、胃口欠佳、心神不宁、失眠健忘者 ☆肾虚、多尿者慎用	黄芪茯苓乌鸡汤
通草	味甘淡，性微寒	清热利尿，通气下乳	☆与鲫鱼或猪蹄一起煲汤，下奶效果最佳 ☆气阴两虚、内无湿热及准妈妈慎服	通草枸杞鱼汤
王不留行	味苦，性平	行血调经，消肿止痛，活血通乳	☆与猪蹄一起煲汤，可有效通乳 ☆准妈妈慎用	王不留行炖猪蹄

续表

药材	性味	功效	宜忌	食谱
淮山	味甘，性平	健脾胃，补肺气，益肾精，滋养强壮	☆宜一切体虚，病后虚，脾胃气虚者 ☆宜慢性脾虚便溏、长期腹泻、食欲减退、神疲倦怠者 ☆宜肺肾不足所致的虚劳咳喘、遗精盗汗、夜尿频多者	淮山羊肉汤
三七	味甘苦，性温	活血化瘀、止血补血	☆尤其适合产后贫血者 ☆准妈妈忌食 ☆经期不宜	三七乌鸡汤
川芎	味辛，性温	活血祛瘀，行气开郁，祛风止痛	☆不宜过量食用，以免呕吐、眩晕 ☆阴虚火旺、上盛下虚及气弱者忌服	川芎鱼头汤
甘草	味甘，性平	生甘草清热解毒，调和药性。炙甘草补脾，润肺止痛	☆不可与鲤鱼同食，易中毒 ☆久服大剂量生甘草，可引起浮肿	甘草红薯鱼丸汤
杜仲	味甘、微辛，性温	补肝肾，强筋骨	☆尤其适合产后腰膝酸痛者食用 ☆阴虚火旺者慎服	枸杞杜仲腰花汤
阿胶	味甘，性平	补血，滋阴，润肺，止血	☆产后脾胃虚弱、消化不良期间慎食。产后眩晕心悸、烦躁不眠者宜	阿胶牛肉汤

一日饮食方案推荐

产后第4周，新妈妈千万别松懈，这是新妈妈调养身体的关键时期，更应重视膳食的合理搭配，从而使气血充足，这样才能改善体质，巩固月子里前三周的饮食成果，帮助新妈妈达到理想的健康状态。

早　　餐	芹菜肉末粥，鸡蛋1个
上午点心	香蕉冰糖陈皮汤
午　　餐	米饭，金针菇拌海带丝，王不留行炖猪蹄
下午点心	虾皮蔬菜饼，苹果1个
晚　　餐	红枣菠菜粥
晚上点心	牛奶1杯

🍽 芹菜肉末粥

原料 粳米 50 克，芹菜 100 克，猪肉 50 克，盐适量。

做法 ❶ 猪肉洗净，切碎；芹菜洗净，切末备用。❷ 锅中加适量清水，倒入洗净的粳米和牛肉末，大火煮沸。❸ 将芹菜末倒入锅中，改小火熬煮至熟，加适量盐调味即可。

推荐理由 芹菜中钙和磷含量都很高，猪肉具有补中益气、滋养脾胃等功效，是日常生活中钙质的优良来源之一。这款粥可壮骨养身、清热解毒。

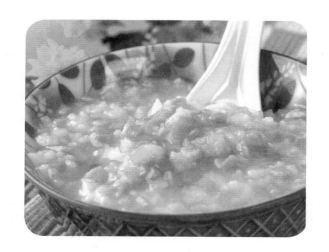

🍴 金针菇拌海带丝

原料 水发海带丝 200 克，金针菇 50 克，姜丝、香油、盐各适量。

做法 ❶ 金针菇洗净，煮软后捞出备用。❷ 将海带丝洗净后放入热水中适度烫一下，捞出放凉。❸ 放凉的海带丝、金针菇放入盘中，加适量香油、盐、姜丝调味即可。

推荐理由 海带素有"长寿菜"的美誉，富含的钙质可以预防骨质疏松；所含的甘露醇则具有降低血压、利尿和消肿的作用。金针菇含有丰富的赖氨酸和精氨酸，还含有大量的锌元素，被誉为"增智菇"。这款菜营养丰富，补身益智，强壮筋骨。

🍴 王不留行炖猪蹄

原料 王不留行 15 克，猪蹄两个，姜、葱、盐各适量。

做法 ❶ 王不留行用纱布包裹；猪蹄洗净，切块。❷ 锅中放适量水，放入王不留行、猪蹄、姜、葱一起炖煮。❸ 猪蹄熟烂后，挑出王不留行纱布包，加适量盐调味即可。

推荐理由 王不留行与猪蹄都是产后催乳的好食材。这款菜可补虚消肿，催乳利尿。

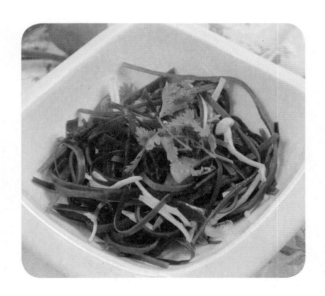

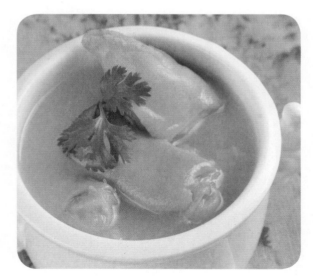

虾皮蔬菜饼

原料 虾皮 50 克，卷心菜 500 克，面粉 500 克，葱 10 克，姜 5 克，植物油、盐各适量。

做法 ❶ 面粉中加适量清水，和成面团；虾皮洗净，葱、姜洗净后切末备用。❷ 卷心菜洗净后加少许盐腌制片刻，挤去水分，倒入虾皮，加葱姜末、盐一起搅拌均匀制成馅料。❸ 将面团揉好，制成剂子，擀成面皮，然后包入馅料，再用擀面杖将其擀成饼状。❹ 锅中加适量植物油，烧至四成热后放入馅饼，两面煎熟即可。

推荐理由 卷心菜具有提高人体免疫力、预防感冒、强筋壮骨、清热止痛的功效。虾皮矿物质含量丰富，钙含量尤为丰富，素有"钙库"之称，经常吃些虾皮可以起到补钙的作用。这款点心可补钙、通便。

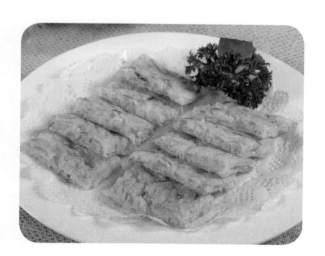

红枣菠菜粥

原料 粳米 100 克，菠菜 50 克，红枣 30 克。

做法 ❶ 菠菜洗净，切碎备用。❷ 红枣、粳米洗净，用小火煮成粥。❸ 待粥熟后，加入切碎的菠菜一起再次煮开即可。

推荐理由 菠菜中含有丰富的胡萝卜素、维生素C、钙、镁、铁等有益成分，对缺铁性贫血有较好的辅助疗效。红枣含有丰富的碳水化合物、钙、钾、铁等营养素，是女性朋友的健康良友，经常吃点红枣可起到美容颜、补气血的作用。这款粥特别适合贫血的新妈妈食用。

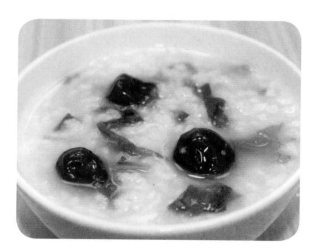

心理调适

学会积极的心理暗示

积极的心理暗示，能给新妈妈强大的力量。如觉得自己没有信心照顾好宝宝时，不妨向有经验的人请教，或读一些有关育儿的书籍，同时新妈妈要告诉自己："我一定能照顾好宝宝！""我会成为一个合格的妈妈！"无论遇到什么样的压力，新妈妈都要保持充足的自信，要坚信："我是个好妈妈！"

新妈妈产后对自己的身材不满意时，可以站在镜子前对自己说："其实，也没那么差！""稍微胖一点，好像更好看了！""现在稍胖点，等宝宝不吃奶了再减肥，相信那时就能恢复苗条身材！"不断地赞美自己、鼓励自己，新妈妈就会对自己自信起来，这种暗示的力量必然给新妈妈带来有利的影响。

总之，在新妈妈的字典里，没有"不可能""没办法""做不到""没希望"等消极的词句，而应该充满着鼓励的话语，如"我能行""我充满信心""我今天的心情很好""我是一个受欢迎的妈妈"……

每晚为心理"卸妆"

新妈妈月子里，常常会有这样或那样的压力，如果再加上身边缺少倾诉的对象，更容易使新妈妈情绪低落、无力自拔。

在这种情况下，新妈妈的思路往往朝着一个方向，容易造成情绪波动，这时必须寻求一种有效的解脱方法才能放下包袱。心理学家为新妈妈提供了一个简单有效的方法——"心理卸妆法"。

这种"心理卸妆法"就像每天晚上睡觉前给自己卸妆一样，把当天的心绪整理一遍。对于

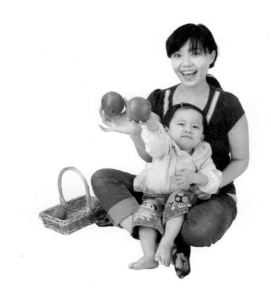

负面的记忆，要不过夜地尽数清洗掉。具体方法是：在临睡前，可以先想象有一条淙淙流淌的小溪。如果想象不出来，也可以面对一张小溪的图片，回忆当天那些不愉快的经历，让它们全部顺流而去。接下来低吟三句话："我愿意……"(比如自己最期望的心境)；"我有……能力"(比如能够胜任的心境)；"……能使我快乐"(比如对待使命的精神准备)。说完，请尽快入睡。

运动保健

散步散出健康来

新妈妈出门散步，既有利于身体恢复，又能让心情好起来。不过，新妈妈散步时请务必注意以下几点：

a 最好有家人陪同，且散步地点不要离家太远。

b 散步时应穿着轻便一些，衣裤不宜绷得过紧。

c 散步时要注意呼吸，宜采用吸气鼓腹、呼气收腹的方法；呼气应均匀缓慢，比吸气时间长。

d 应尽量避开每天空气污染高峰，即太阳升与落的前后1小时左右。注意不要在污染严重的地方散步。

e 开始时散步以30分钟为宜，之后根据身体恢复情况可适当增加时间。

f 只要身体允许，新妈妈产后散步应持之以恒。

g 在散步的过程中，注意欣赏美丽环境，舒展放松身体。

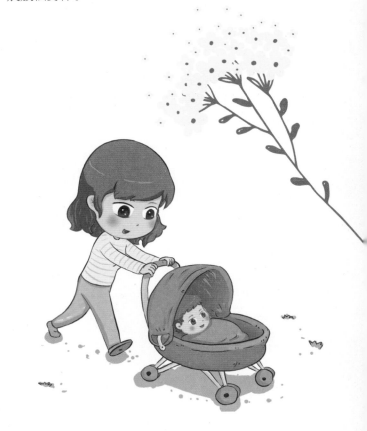

产后美胸健身操

这套产后美胸健身操简单易学，新妈妈在家中随时随地就能练习，只要持之以恒，新妈妈就能锻炼出坚挺乳房。

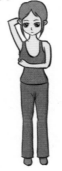

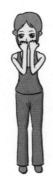

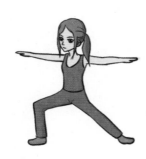

⊛ 按摩操

一只手放在头后，另一只手由内向外围绕胸部做按摩，觉得肌肤微热后，换手再做另一侧。

⊛ 碰肘操

握拳，大臂与肩平行，小臂与大臂垂直。保持姿势，双手慢慢向胸部收拢，让两肘相碰，重复10次。

⊛ 扩展操

左膝跪立，两臂上下摆动，胸部用力向前扩展，重复10次。换右膝跪立，以相同的动作再重复10次。

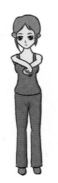

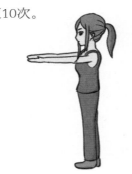

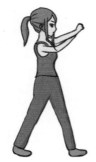

⊛ 交叉操

双腿分立与肩同宽，做两手臂交叉运动，注意双臂向外扩张时应憋气。交叉、扩张为1次，重复10次。

⊛ 振臂操

双腿分立与肩同宽，双臂向前伸直平肩，手心向上。双臂保持与地面平行，然后由外向后进行振臂，将胸部向前振挺。重复10次。

⊛ 拉伸操

双腿分立与肩同宽，双手握拳放至腰间。双臂抬起，向后拉至最大限度，头看着上方，然后双臂还原成预备姿势。重复10次。

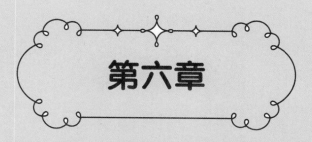

第六章

第 5 周——体味做妈妈的美妙

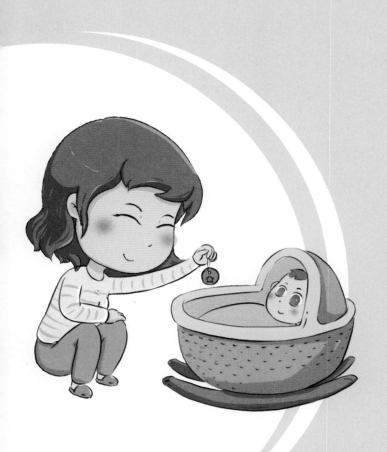

第 29~35 天

生理变化

胃肠功能全面恢复

产后第5周，新妈妈的身体大多已调整至原来状态。恶露消失，变为白带；腹部收缩；耻骨松弛好转，性器官大体复原。

这一周，新妈妈的肠胃功能已全面恢复。新妈妈在控制食量的前提下，饮食要提高品质。此外，新妈妈应适当控制脂肪的摄入量，因为经过孕期及产后前4周的滋补，新妈妈体内已经储存了不少脂肪，此时若摄入太多脂肪，新妈妈的乳汁会变得更加浓稠，不仅乳腺管容易堵塞，也容易导致宝宝消化不良，同时对新妈妈产后身材恢复不利。

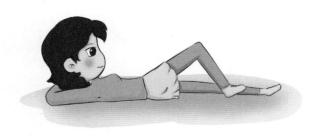

乳房感染概率增大

这一周，新妈妈乳汁分泌旺盛，乳房重量明显增加，新妈妈要特别注意防止乳房下垂。此时，新妈妈一定要配戴文胸，同时注意乳房卫生及护理。

此外，这一时期新妈妈容易患急性乳腺炎。如果新妈妈有乳房胀痛、畏寒、发热，局部有红、肿、痛等症状，必须引起警惕，及时就医。

居家护理

防止乳房下垂应注意

乳房下垂有碍新妈妈体形的曲线美，因此许多新妈妈生了宝宝后不愿意母乳喂养，担心母乳喂养会导致乳房下垂。哺乳的确会影响新妈妈的胸部，但却不是造成乳房下垂的根本原因。研究发现，女性在未育前激素水平恒定，乳房能保持固定形态。怀孕、生产后激素水平改变，加上哺乳前后不注意乳房护理，这种种因素造成许多女性出现乳房下垂。那么，新妈妈怎样才能有效防止乳房下垂呢？

配戴文胸

从哺乳期开始，就要坚持配戴合适的文胸。如果不戴文胸，重量增加后的乳房会明显下垂。尤其是在走路等震荡厉害的情况下，乳房下垂就更明显。戴上文胸，乳房有了支撑，乳房血液循环通畅，对促进乳汁分泌和提高乳房抗病能力都有好处。

正确喂奶

在哺乳期内，新妈妈要采取正确的喂奶方法，不仅姿势要正确，而且要两个乳房交替喂奶。当宝宝只吃空一只乳房时，新妈妈要将另一侧的乳房用吸奶器排空，保持两个乳房大小对称。

合理饮食

新妈妈哺乳期间不宜节食，否则不仅影响乳汁分泌，而且会使乳房受累，导致乳房下垂。新

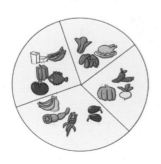

妈妈体内雌激素分泌增加时，可使乳房健美，而B族维生素是促进体内合成雌激素的必要成分，维生素E则是调节雌激素分泌的重要物质，因此新妈妈应适当多吃些富含这类营养素的食物，如瘦肉、蛋、奶、豆类、胡萝卜、莲藕、花生、芝麻等。

按摩乳房

每天晚上临睡前和起床前，分别用双手按摩乳房几分钟。方法是：仰卧床上，由乳房周围向乳头旋转按摩，先按顺时针方向，后按逆时针方向，到乳房皮肤微红即可，最后提拉乳头5～10次。

健胸运动

新妈妈哺乳期内，如果及时进行胸部锻炼，能使乳房看上去坚挺、丰满。不过健胸运动非一日之功，要持之以恒才能有明显效果。

·幸福叮咛·

如果新妈妈乳房已经严重下垂，可通过手术的方法进行矫治，如真皮固定术、乳房上提固定术、双环固定术等，其基本原理都是将下垂松懈的乳房组织上提固定，以获得正常的乳房外观。

产后脱发怎么办

产后脱发一般发生在分娩后2~6个月，其特征是，头发先由黑变黄，接着从前额处开始脱落，使发髻线后移，随后两鬓和头顶处头发也逐渐脱落，最后头发变得稀疏、枯黄。

那么，产后为什么容易脱发呢？

准妈妈怀孕期间，体内雌激素、孕激素等分泌量大大增加，对妊娠和胎儿发育起决定性的影响。激素也促进头发的生长，因此准妈妈怀孕期间，头发往往增多，且乌黑有光泽。然而，随着宝宝出生后，新妈妈体内诸多激素会相应减少，头发的营养供应也减少，于是出现了脱发现象。

此外，新妈妈产后抑郁、情绪低落也会导致脱发。还有一些新妈妈哺乳期间饮食单调，加上宝宝生长发育所需营养不断增加，新妈妈如不及时补充，容易造成营养缺乏，从而影响头发的正常生长代谢，使头发枯黄、脱落。

> **·幸福叮咛·**
>
> 新妈妈不必紧张，因为产后脱发是一种暂时的生理现象，一般不会形成弥漫性秃发。随着分娩后体内激素分泌水平的逐渐恢复，以及新妈妈精神及饮食的调理，旧发脱落后，新发会重新长出来。

那么，新妈妈该如何防治产后脱发呢？

a 为了预防和减少脱发，新妈妈应尽量保持心情舒畅。

b 注意合理饮食，加强营养，多吃新鲜蔬菜、水果及海产品、豆类、蛋类等。

c 定期洗头，防止污垢油脂的堆积，保持头发清洁，也有利于新发的生长。

d 一旦脱发严重，可在医生的指导下服用谷维素、B族维生素、钙剂、养血生发胶囊等。但千万不可自行用药，以防某些药物通过乳汁影响宝宝的健康。

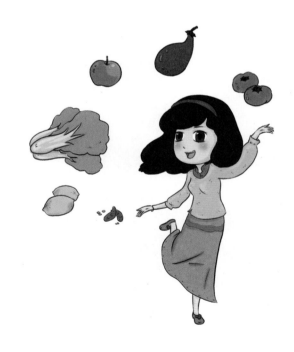

乳汁管理

前奶、后奶有啥不同

一般将乳汁分为"前奶"和"后奶"，两者所含营养成分侧重不同。

新妈妈喂宝宝时，宝宝先吸出来的奶叫前奶。前奶外观稀薄，富含水分、蛋白质。宝宝吃了大量的前奶，就能获得所需要的水分和蛋白质，因而纯母乳喂养的宝宝，在出生后4个月内一般不需要额外补充水分。

前奶以后的乳汁被称为后奶。后奶外观色白，且较为浓稠，富含脂肪、乳糖和其他营养素。后奶能提供较多热量，使宝宝有饱腹感，因而宝宝吃足了后奶，就不那么容易饿了，睡眠时间也会延长。

正因为前奶与后奶营养重点各有不同，因此新妈妈每次喂宝宝时，要让宝宝尽量把一侧乳房先吃空，然后再换另一侧，这样宝宝就能吃到足够的前奶，保证水分和营养，也能尽量吃到足够的后奶，获得饱足感。

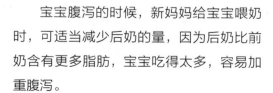

·幸福叮咛·

宝宝腹泻的时候，新妈妈给宝宝喂奶时，可适当减少后奶的量，因为后奶比前奶含有更多脂肪，宝宝吃得太多，容易加重腹泻。

不要用香皂清洗乳房

有些新妈妈为了保持哺乳期乳房卫生，经常用香皂洗乳房。殊不知，这样做对乳房有害无益。研究发现，皮肤的润泽度和弹性与表皮中所含的水分有关。皮脂腺分泌的皮脂在皮肤表面扩散而形成一层薄膜，这层薄膜可防止皮肤水分的蒸发，有利于保持皮肤正常的润泽和弹性。

实际上，新妈妈使用香皂洗乳房，不仅达不到最佳的去污效果，而且对乳房保健毫无益处。这样做不仅擦去了具有润湿和保护作用的皮脂，损害了皮肤，大大降低乳房局部防御能力，使乳房局部皮肤失去光泽，还会造成乳头干裂，进而招致细菌感染，宝宝吃了这种奶汁后会影响身体健康。因此，新妈妈千万不要用香皂清洗乳房，使用温开水清洗即可。

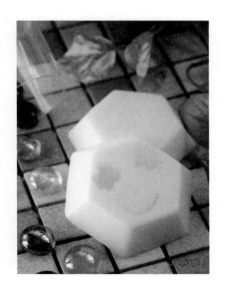

饮食调理

明明白白喝牛奶

牛奶被营养学家誉为"白色血液"，新妈妈月子里更是不可缺少，其能为新妈妈补充优质蛋白质、脂肪、乳糖及多种维生素、微量元素等。不过，有些新妈妈缺少科学喝牛奶的知识，常常不自觉地踏入误区。

◉ 早晨不宜空腹喝牛奶

有些新妈妈有早晨空腹喝牛奶的习惯，其实这样做很不科学。因为经过一夜睡眠，新妈妈的胃早已排空，如果这时喝牛奶，牛奶就会很快从胃中排出，从而造成营养成分的流失。

此外，牛奶中含有丰富的优质蛋白质，这些蛋白质的主要作用是构成人体新的组织，还对原有组织有修补作用。如果新妈妈早晨空腹喝牛奶，不仅牛奶从胃中很快排出，而且上述的宝贵蛋白质还会被人体分解为热量消耗掉，这就不能完全起到蛋白质应有的作用。所以，新妈妈早晨不宜空腹喝牛奶，最好改在早餐后饮用。

◉ 喝牛奶四不宜

牛奶不宜高温煮沸。煮牛奶时间过长，会大大降低牛奶的营养价值。当加温到100℃时，牛奶的色、香、味就会发生变化，还易造成赖氨酸和维生素等营养物质的损失。因此，加热牛奶时温度不宜过高、时间不宜过久。一般来说，只需加热到70~90℃即可离火。

煮牛奶时不宜加糖。有些新妈妈认为，煮牛奶时加些糖，既营养，又口感好，殊不知这是不正确的。因为牛奶和糖一起煮时，牛奶蛋白质中的赖氨酸与果糖在高温下会生成一种有毒物质——果糖基赖氨酸。这种物质不能被人体消化吸收，会对人体产生危害。

牛奶中不宜加钙粉。有些新妈妈在煮牛奶时常常加些钙粉，觉得这样能一举多得，事实上这

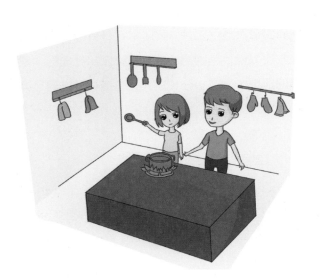

也是错误的。牛奶中的蛋白质主要是酪蛋白，牛奶中加入钙粉后，酪蛋白就会与钙离子结合，使牛奶出现凝固现象，在加热时牛奶中的其他蛋白也会和钙发生沉淀，从而影响牛奶的营养价值。

橘子不宜与牛奶同食。牛奶中的蛋白质与橘子中的果酸相遇，就会发生凝固，从而影响牛奶的消化、吸收。因此，在喝牛奶前后1小时左右不宜吃橘子。

·幸福叮咛·

新妈妈喝牛奶的最佳时间是晚上。因为牛奶中含有一种能使人产生倦意的生化物 L 色氨酸，还有微量吗啡类物质，这些物质都有一定的镇静催眠作用。此外，睡前喝牛奶有利于钙的吸收利用。

喝牛奶后应喝点温水

很多新妈妈认为喝完牛奶后刷个牙就可以了，甚至有些新妈妈喝完牛奶后就直接上床睡觉。事实上，这些都是容易造成口腔疾病的不良习惯。

医学专家指出，牛奶中含有某些酵素，能使喉咙黏膜变得干燥，使喉咙产生不适感。而干燥的口腔环境，特别适合细菌的生存，不仅加速细菌的繁殖，而且细菌会分解牛奶中的蛋白，产生含有硫化物臭味的气体，从而导致口臭。此外，大量繁殖的细菌会破坏口腔内的酸碱平衡，生成牙菌斑，从而引起蛀牙、牙龈炎等一系列口腔问题。

但也不必紧张，新妈妈喝完牛奶后，只要再喝点温开水就可以了。温开水不仅可以清除口腔内残余的牛奶，还能冲掉附着在喉咙上的牛奶残渣，起到清洁口腔、滋润喉咙的作用。

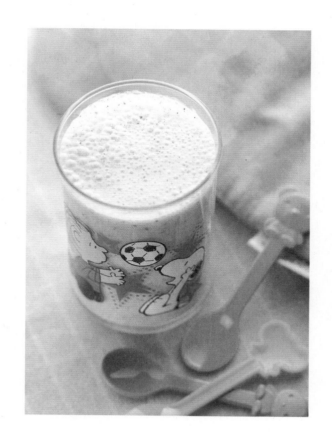

忌吃易过敏的食物

生活中，许多新妈妈对某些食物过敏。而这些引起新妈妈过敏的食物，甚至是我们所未曾想到的。如：有些新妈妈对牛奶过敏，一喝牛奶就容易引起胃痛、腹泻、皮肤麻疹或呼吸困难。这主要是由牛奶中的蛋白质（如酪蛋白）引起的。不过，有些新妈妈喝不了牛奶，但却对羊奶不过敏。有些新妈妈对鸡蛋过敏，虽然症状轻微，但即使是一点点鸡蛋蛋白都可能引起过敏反应。

有些新妈妈对鱼、虾过敏，这相对来说比较容易避免。但如果是在外面吃饭，就务必要注意交叉过敏，要确保所吃的食物不是跟鱼、虾在一个锅里煮的。

还有些新妈妈对花生过敏，甚至只是闻到花生的味道都会引起过敏。如果新妈妈对花生过敏，那么就要注意，一些点心、饼干等烘烤食物都很可能含有花生，而许多酱料也是用花生制成的。

总之，能引起过敏的食物很多，如果新妈妈在食用某些食物后，如发生瘙痒、心慌、气喘、腹痛、腹泻等现象，应想到很可能是食物过敏，要立即停止食用这些过敏食物。

一日饮食方案推荐

产后第5周，新妈妈的身体已经基本恢复，此时新妈妈更能体味到做妈妈的美妙。新妈妈在尽心哺育宝宝的同时，千万不要忘记继续加强身体的营养，以满足宝宝不断生长发育的需要。

不过，相对于前一周来说，新妈妈在注重饮食品质的同时，要适当减少脂肪的摄入量。

早　餐	家常菜肉粥
上午点心	蛋奶鲫鱼汤，香蕉1个
午　餐	米饭，菠菜拌海蜇皮，冬瓜蛤蜊排骨汤
下午点心	牛肉豆腐饼两个，牛奶1杯
晚　餐	南瓜山药粥
晚上点心	鲜味馄饨

🍴 家常菜肉粥

[原料] 粳米 100 克，白菜 100 克，鲜香菇 50 克，猪瘦肉 50 克，植物油、盐各适量。

[做法] ❶ 白菜洗净，切丝；香菇洗净，切丁；猪肉洗净，剁末备用。❷ 锅中加适量植物油，烧至四成热后倒入猪肉末、香菇丁、白菜丝一起翻炒，加盐调味后盛出备用。❸ 锅中加适量清水，倒入洗净的粳米。开大火煮沸后改小火熬至熟烂，放入炒好的肉菜丝，再次煮沸后即可。

[推荐理由] 白菜含有丰富的膳食纤维，具有促进肠胃蠕动、帮助消化、排毒的作用，所含的维生素 C 不仅可以促进人体对铁元素的吸收利用，还可以防止牙龈出血。香菇是高蛋白、低脂肪、多糖、多氨基酸和维生素的菌类食物，能提高机体免疫功能。这款粥可开胃、通便、防病。

🍴 蛋奶鲫鱼汤

[原料] 鲫鱼 1 条，蛋奶 20 克，姜 10 克，葱 10 克，植物油、盐各适量。

[做法] ❶ 鲫鱼处理干净，放入三成热的油中过油，以去除鲫鱼的腥味。❷ 加入适量水和调料，用小火清炖 40 分钟。❸ 起锅时加入少许蛋奶，使汤变得白皙浓稠即可。

[推荐理由] 鲫鱼营养丰富，鲫鱼汤不仅味香汤鲜，而且具有较强的滋补作用，尤其适合哺乳期的新妈妈食用。

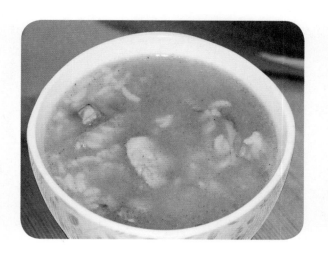

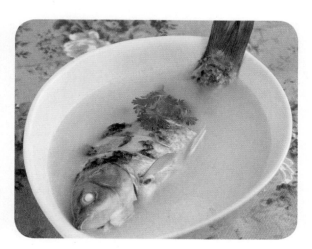

菠菜拌海蜇皮

原料 菠菜 250 克，海蜇皮 100 克，葱花、姜末、香油、盐各适量。

做法 ❶ 菠菜洗净，放入开水中焯熟，捞出，沥去水分，切段。❷ 海蜇皮洗净、切成细丝，倒入开水中略焯，捞出，过凉水，沥去水分。❸ 将菠菜段和海蜇丝装盘，撒入葱花、姜末，淋入香油，加适量盐，拌匀即可。

推荐理由 海蜇皮中脂肪含量极低，蛋白质和无机盐类等含量丰富，尤其含有丰富的钙和碘元素。海蜇皮与菠菜搭配，具有祛风平肝、清热降压、补益身体等功效。

冬瓜蛤蜊排骨汤

原料 蛤蜊 250 克，冬瓜 500 克，排骨 500 克，姜片、盐适量。

做法 ❶ 冬瓜去皮去瓤，洗净切块；蛤蜊放入淡盐水中浸泡，待其吐尽泥沙，洗净，捞出沥去水分；排骨洗净剁块，倒入沸水锅中略煮，捞出备用。❷ 锅中加适量清水，倒入排骨煮沸，改小火继续煮 30 分钟。❸ 将冬瓜块和姜片放入锅中，继续煮 30 分钟。❹ 将蛤蜊倒入锅中，改中火煮至其开口，加适量食盐调味即可。

推荐理由 冬瓜具有消热解毒、利尿消肿、止渴除烦的功效。蛤蜊可滋润五脏、开胃止渴。排骨含有丰富的优质蛋白质和钙质，经常食用可强身健体。

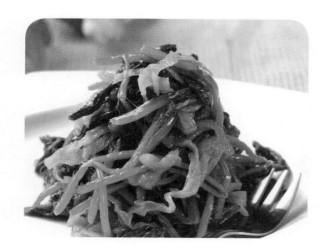

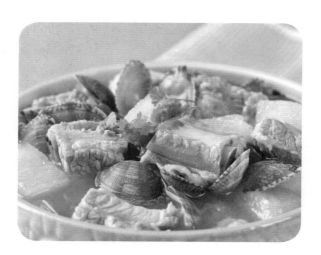

🍴 牛肉豆腐饼

原料 牛肉 40 克，豆腐 30 克，洋葱 30 克，蛋黄 20 克，牛奶 20 克，面粉 50 克，食用油、盐各适量。

做法 ❶ 洋葱去皮、洗净后切成末，牛肉洗净后剁碎，豆腐压碎成泥备用。❷ 牛肉末、洋葱末、豆腐泥放入容器内，搅拌均匀，加盐调味，制成馅料。❸ 蛋黄、牛奶、面粉，加适量水和面，制作成面团，后分小剂子，擀成圆饼。❹ 将和好的馅料，放入饼坯中，制作成型，包裹好。❺ 锅中加适量食用油，烧至三成热后放入牛肉饼，煎熟即可出锅食用。

推荐理由 经常食用豆腐不仅可以增加营养、帮助消化、增进食欲，而且对骨骼的生长发育也颇为有益。牛肉具有滋养脾胃、强健筋骨、补中益气等功效。这款菜可补钙壮骨，补血益气，健脾开胃。

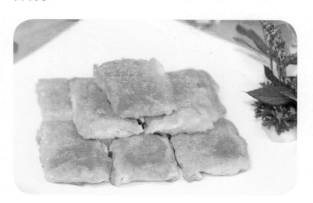

🍴 南瓜山药粥

原料 南瓜 50 克，山药 50 克，粳米 100 克，盐少量。

做法 ❶ 南瓜洗净，去皮去瓤，切块；山药洗净，去皮，切块备用。❷ 锅中放适量清水，倒入粳米大火煮沸，然后放入南瓜块、山药块，改小火继续煮至食材熟烂，加适量盐调味即可。

推荐理由 南瓜中含有多种维生素，维生素 A 含量丰富，所含果胶还可以保护胃肠道黏膜、加强胃肠蠕动、帮助食物消化。山药含有多种营养素，具有健脾补肺、聪耳明目、助消化、强筋骨的功效。这款粥可通便开胃。

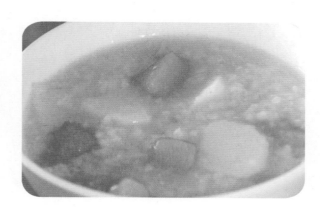

心理调适

让心情变好的方法

其实快乐并不难，只要方法正确就一定能拥有好心情。以下几条建议，新妈妈不妨一试。

◉ 和孩子一起玩耍

心理学家说："找到你娱乐的神经，在白日梦中忘我徜徉……无论是以何种方式，都试着享受自发而无拘束的快乐。"如果条件允许，新妈妈可以和五六岁的孩子一起玩耍。在游戏的世界里，孩子超常的智慧和杂七杂八的逻辑令你一反常态，忽然你被他打败，你是小孩，他是长者。在"哈哈哈"的一片笑声中，会顿感一身难得的轻松。

◉ 选择喜欢的颜色

选择自己喜爱的颜色能够改变心情。颜色作用于人眼，能使人产生一系列的心理效应。如红色能唤起人的兴奋，黄色使人喜悦，绿色使人情绪稳定，蓝色使人心胸开阔。

◉ 沉浸在书的世界

每天抽出一点时间读读书，哪怕只是短短10分钟。书中的世界时而吵吵嚷嚷，时而又安安静静。沉浸在书中时，完全忘记了这世界的纷扰，只有一对无话不谈、知心知底的老朋友在诉说衷肠。

◉ 全心做一回厨师

不要总等着别人伺候你，主动走进厨房当一回厨师。新妈妈会发现，当你专注烹饪食物时，你忘记了许多烦恼，找回了那久违的感觉。你可以烹调一些含维生素及矿物质丰富的食物，吃这些食物能让你心情好起来。

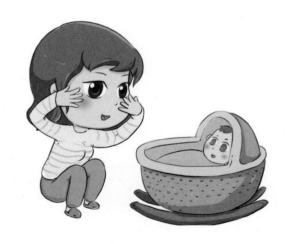

学会与自己对话

这会让内心得到满足和愉悦，并寻找到内心深处那份本该属于自己的幸福和快乐。不要羡慕别人拥有的幸福和快乐，只要找到属于自己内心的那份，你的生活也会熠熠生辉。

做个乐观的新妈妈

乐观的新妈妈，会拥有灿烂的心情，能坦然地面对困境。那么，怎样才能拥有乐观呢？

a 找出月子里已完成得很出色的事情，把它们记录下来。

b 找出那些已经出现的问题，把它们看成是训练自己的机会，排列出妨碍你前进的压力。将问题依照是什么——为什么——怎么办的顺序分解，而后试着去处理。

c 无论身居何种紧张的境遇，都应学会使自己处于放松的状态，以肯定代替否定，以建设性的帮助代替没有帮助的批评。

d 一早起来应鼓励自己："这又是我快乐的一天！""一切都会变得好起来！""今天我能做得更好！"

e 晚上睡觉时，回顾一天的生活，对自己说："这件事做得不错，再接再厉！""那件事虽然有点糟糕，但要换一种方法，情况就不同了！"

f 使心灵乐观的最直接的方法，就是与乐观者交往。

g 关心自己的健康，保持足够睡眠，注意加强营养，做好月子里的护理。

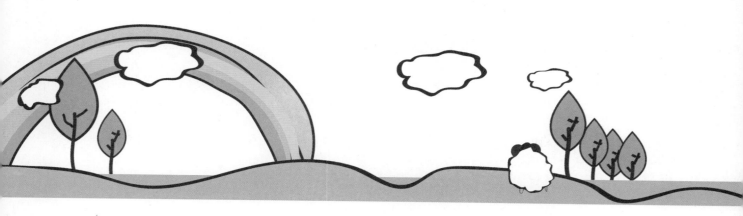

运动保健

锻炼胸肌防止乳房下垂

新妈妈科学锻炼胸部肌肉，可有效防止乳房下垂。以下这套动作简单易学，新妈妈不妨一试。

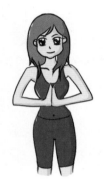 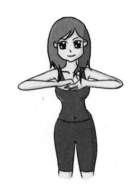 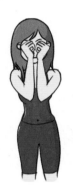

✺ 合掌双手用力

双手合掌，并使手掌相互用力合压。合压时，胸部两侧的胸肌拉紧，呈紧绷状态，约进行5秒后放松。重复10次。

✺ 手腕互相牵拉

在胸前紧握手腕，注意手肘关节必须朝外，且左右手肘要互牵引。在确定胸肌施力后进行，5秒后放松。重复10次。

✺ 肩膀缓缓打开

背肌伸直，端正姿势。手掌握拳，手肘内侧朝身体贴近。手腕最好不离开身体，肩膀缓缓打开，胸肌与背肌维持5秒的紧张状态后放松。重复10次。

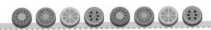

· 幸福叮咛 · 做这套运动时，用力要恰当，不宜过猛，否则新妈妈易感觉疲劳，且达不到运动的效果。

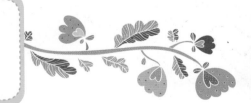

健康塑身"波姿操"

　　胖胖的身体、松松的肌肉，让许多新妈妈烦恼。而以下"波姿操"，主要锻炼腰、腹、臀部，对于新妈妈体形的再塑造十分有效。

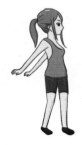

◉ 脊椎练习

　　动作要领：尾椎、腰椎、胸椎、颈椎依次展开，做胸式呼吸，展胸时，腰要直，不前倾，不增加腰椎的负担。

　　目的：增加腰椎的弹性和力量，放松颈、肩、背部僵硬的肌肉，促进脊椎血液循环和雌性激素分泌。

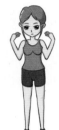

◉ 定肌收缩

　　动作要领：采用胸式呼吸，吸气时收紧腹部、臀部、肛门、会阴，呼气时全身放松。

　　目的：促进脂肪转换成肌肉，使皮肤收紧而富有弹性。

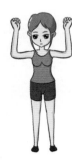

◉ 胸部运动

　　动作要领：采用胸式呼吸，推臂和夹肘时，收腹、收臀、收腰。

　　目的：让胸部挺拔向上，促进胸大肌发育并上扬胸部，矫正胸椎不正，消除上背部赘肉，收紧双臂、腹部、臀部，塑造优美线条。

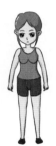

◉ 肩臂运动

　　动作要领：采用胸式呼吸，稍用力向上提肩，提肩单双各两遍。

　　目的：减去肩膀外侧、后侧和周围多余的脂肪，使肩部圆润富有弹性，缓解肩酸背痛。

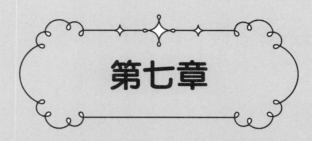

第七章

第 6 周——画上月子的圆满句号

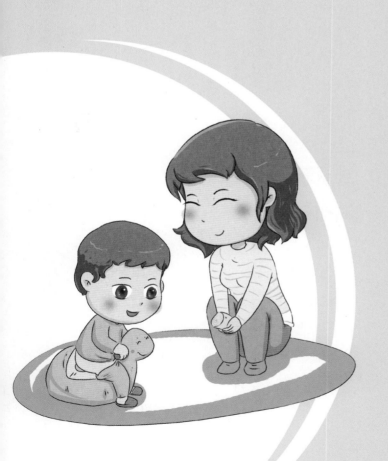

第 36~42 天

生理变化

子宫基本复原

产后第6周，新妈妈的子宫已慢慢收缩到怀孕前的大小，恶露也早已消失，心情则越来越好。

这一周，新妈妈务必要返回医院做产后健康检查，如果检查发现新妈妈的子宫尚未恢复到孕前状态，甚至恶露依旧不净，那么新妈妈就要当心是否是产后子宫复旧不全。

可能恢复月经

即使是恶露时间持续最长的新妈妈，到这一周恶露也会完全消失。不过，有些新妈妈会惊讶地发现，月经竟然来了。

对此，新妈妈不必紧张，因为产后恢复月经的时间是因人而异的。

据统计，在完全哺乳的新妈妈中，约有1/3的人在产后3个月恢复月经，最早的可在产后8周左右恢复，但也有产后1年至1年半才恢复月经的，有的新妈妈甚至在整个哺乳期都不来月经。在产后不哺乳的新妈妈中，约90%的新妈妈在产后3个月内恢复月经，少数新妈妈在产后4~6周就来月经了。

如果新妈妈产后月经来袭，务必注意卫生清洁。只要健康检查没有问题，新妈妈就不必为月经恢复而担心。

居家护理

产后健康检查不容忽视

经过了6周的产褥期，新妈妈的月子即将接近尾声，此时到医院进行产后检查就显得尤为重要，医生会全面检查新妈妈的身体恢复情况，并给予相应指导。产后健康检查的项目通常有：体重、血压、血常规、尿常规、子宫及妇科、乳房检查、心理检查等。

量体重

大部分恢复良好的新妈妈，体重可恢复至孕前水平，或稍有增长。如果发现体重增长过快，就应适当调整饮食，减少主食和糖类食物的摄入量，增加富含蛋白质、维生素及膳食纤维的食物。同时，应适当多做运动。

测血压

血压的变化会对身体产生多方面的影响。血压升高时间长，容易导致全身血管痉挛，使有效循环血量减少，而缺血和携氧量降低则可能危害全身器官。

新妈妈如果血压异常，要及时查明原因，及时治疗。测血压则一定要处于安静的状态，如果刚刚做过轻微活动，要先休息15分钟。测血压前半小时，新妈妈最好不要进食，也不要憋尿。

血常规

血常规检查是对血液中的白细胞、红细胞、血小板、血红蛋白及相关数据的计数测量分析。这种检查简便易行，对新妈妈的要求不多，只要遵循平时的生活规律，什么时候检查都可以。新妈妈检查当天不要穿袖口过小、过紧的衣服，避免在抽血时衣袖卷不上去，或抽血后衣袖过紧引起手臂血管肿痛。

尿常规

尿在肾中形成后，经肾盂、输尿管、膀胱、尿道排出，所以尿成分变化可以反映泌尿系统疾病。尿常规检查的内容通常包括尿外观（颜色及透明度）、气味、比重、酸碱度、蛋白及糖定性试验、沉渣检查等。在进行检查时，如果新妈妈没有尿意，可适当多喝点水，对检查的结果没有影响。

子宫及妇科检查

检查子宫复原情况，看子宫大小是否正常、有无脱垂；检查子宫颈有无糜烂样病变；检查会阴及阴道裂伤愈合情况；检查骨盆底肌群恢复情况；检查附件及周围组织有无炎症及包块；检查双侧输卵管及卵巢情况；检查恶露情况，看是否有子宫复旧不全。妇科检查前必须排空膀胱，因为膀胱位于子宫前方，直肠位于子宫后方，如果不能将其中的废物清理干净，会干扰检查结果，甚至误将其当作盆腔包块。

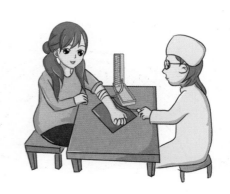

⊛ 乳房检查

检查乳房有无疼痛或肿块，医生会询问乳汁分泌情况，查看乳房是否有红肿、奶块等，指导新妈妈预防乳腺炎。乳房检查前要注意乳房清洁，以温水清洗乳房即可，千万不要使用香皂。

⊛ 腹部检查

主要检查子宫和其他腹部器官的复位情况。剖宫产的新妈妈还要查看刀口的愈合情况，看是否有感染。腹部检查前可以进食，但不宜过饱，也不宜大量饮水，以免胃部过于膨胀。

⊛ 心理检查

产后抑郁已经越来越受到重视。心理检查主要检查新妈妈的精神情况，看是否患了产后抑郁症。如果发现新妈妈的心理有问题，医生会及时与新妈妈及其家人沟通，及早治疗，以避免产后抑郁的危害。

子宫复旧不全如何应对

正常情况下，新妈妈分娩后子宫收缩，子宫体积逐渐缩小，若不能按正常的生理过程缩复，则称为"子宫复旧不全"。出现子宫复旧不全的原因有：

ɑ 分娩过程中，子宫蜕膜脱落不完全，有胎盘或胎膜残留。

b 子宫内膜有炎症，或盆腔感染。

c 子宫过度后屈或侧屈，恶露排出不畅，致使恶露滞留在子宫腔内。

d 胎盘面积过大，影响子宫复旧；胎盘附着部位的肌层较薄，子宫收缩力明显减弱。

e 多胎妊娠或羊水过多，使子宫过度胀大，肌纤维被过度拉长，分娩后肌纤维收缩无力，子宫不能正常复旧。

f 膀胱过度膨胀或膀胱经常处于膨胀状态，以产后尿潴留最常见。

g 产后过度劳累，休息不足，情绪不好。

子宫复旧不全的临床表现有腰痛，下腹坠胀，血性恶露经久不断，有时有大量浓性恶露，子宫大而软，有压痛。

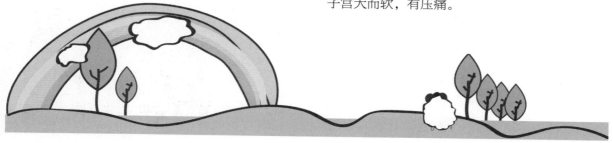

那么，子宫复旧不全该如何应对呢？

a 医生会给予子宫收缩剂，以促进子宫收缩。

b 伴有炎症时，医生会给予抗生素消炎治疗。

c 中药活血化瘀，可促进子宫收缩，如益母草膏2~3毫升，每日3次。

d 子宫后倾时，新妈妈应经常采取胸膝卧位，以纠正子宫位置。

e 如果有胎盘或大块胎膜残留，应进行刮宫治疗。

f 新妈妈应注意休息，保持良好情绪，加强营养，保持大小便通畅。

恶露不尽应及时就医

前面我们已经多次说过，新妈妈务必要密切关注恶露的变化，因为恶露的质量反映了新妈妈身体的恢复情况。如果过了6周，新妈妈恶露依旧存在，那么就属于恶露不尽。概括来说，新妈妈恶露不尽主要有以下三种情况：

◉ 组织物残留

可由子宫畸形、子宫肌瘤等原因导致，也可因手术操作者技术不熟练，致使妊娠组织物未完全清除，导致部分组织物残留于宫腔内。此时除了恶露不净，还有出血量时多时少，内夹血块，并伴有阵阵腹痛。

◉ 宫腔感染

可由产后盆浴、卫生巾不洁、过早性生活等原因导致，也可因手术操作者消毒不严等原因使宫腔感染。此时恶露有臭味，腹部有压痛，并伴有发热。

◉ 宫缩乏力

可因产后未能很好休息，或平素身体虚弱多病引起，也可因手术时间过长、耗伤气血，致使宫缩乏力，恶露不绝。新妈妈一旦恶露不尽，必须及时就医，尽早治疗。此外，一些简单的食疗亦有辅助治疗的效果，如赤豆煎汤作茶，茶叶加红糖饮用，食用藕节煨母鸡汤等。

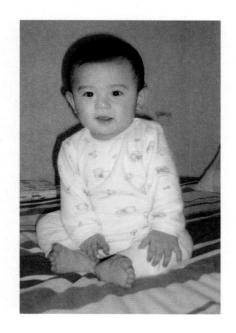

乳汁管理

副乳需要治疗吗

一天正处于哺乳期的兰朵突然发现，自己腋下竟然出现了个小疙瘩，有时会有液体渗出。兰朵立即前往医院检查，医生说是副乳。那么，什么是副乳呢？副乳需要治疗吗？

人在胎儿时期，长到约9毫米时，从左右腋窝一直到左右腹股沟这两条线上，有6～8对乳腺的始基，到出生前，除仅保留胸前一对外，其余都退化了。少数女性有多余的乳腺没有退化或退化不全的情况，可发生在单侧或双侧。常见的部位在腋窝，也可出现在胸壁、腹部、腹股沟、大腿外侧，偶见于面颊、耳、颈、上肢、肩、臀等部位，易被误认为皮下结节、淋巴结或肿瘤。凡具有乳腺组织的副乳，与正常乳房一样，受各种性激素的影响，呈周期性变化，月经前肿胀，哺乳时还会分泌少量乳汁。医生告诉兰朵，副乳不是病，像她这种没有什么症状的副乳不用治疗，等哺乳期结束，副乳缩小，分泌也会停止。

轻松应对乳房湿疹

兰朵生下宝宝后的第5周，突然感到乳房局部瘙痒，之后出现丘疹、渗出，于是便到医院诊治。结果医生说是乳房湿疹，兰朵听说过湿疹，但从未想到乳房也会湿疹。乳房湿疹与身体其他部位的皮肤湿疹一样，也是一种皮肤过敏性疾病，多见于新妈妈哺乳期，尤其多发于过敏体质的新妈妈。那么，乳房湿疹有哪些症状？又该如何防治呢？

⊕ 乳房湿疹的症状

大多数为双侧乳房病变，少数为单侧。病变部位在乳头、乳晕，特别是乳房下部，常反复发作而转为慢性。急性乳房湿疹，乳房周围皮肤出现粟粒大的小丘疹、疱疹或小水疱，潮红，瘙痒，抓搔后湿疹易破损，出现点状渗出及糜烂面，有浆液渗出，可伴有结痂、脱屑等。

亚急性乳房湿疹，多由急性迁延而来。乳头、乳晕及周围皮肤出现小丘疹、鳞屑和糜烂面结痂，皮肤奇痒，有灼热感，夜间症状加重。慢性乳房湿疹，可由急性、亚急性反复发作迁延而来。乳头、乳晕皮肤增厚、粗糙，乳头皲裂，色素沉着，表面覆盖有鳞屑，伴有渗出及阵发性疼痛。

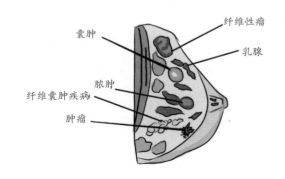

囊肿　　　　　　　　　　纤维性瘤

乳腺

脓肿

纤维囊肿疾病

肿瘤

✺ 乳房湿疹的治疗

综合治疗。尽量避免各种不良刺激，如过敏及刺激性食物、剧烈抓搔、热水洗烫等。紧张、劳累、情绪变化、神经系统功能紊乱，往往与湿疹有着紧密关系。能够调节神经功能障碍的药物，对湿疹也有较好疗效，如维生素B_1、维生素B_{12}、谷维素、利服宁等。

✺ 乳房湿疹的预防

a 避免对乳房局部的刺激，如抓搔、热水洗烫、香皂清洁等。保持乳头皮肤干爽。

b 避免食用过敏及刺激性食物，如虾、酒、辣椒等。

c 养成良好的卫生习惯，如注意哺乳方法、保持宝宝口腔卫生、穿着纯棉内衣、内衣勤洗换等。

d 新妈妈注意放松精神，保持情绪稳定，使心情舒畅。

e 积极锻炼以增强体质，增强身体的适应力与免疫力。

饮食调理

尽量避免外出就餐

虽然月子即将结束，新妈妈依然应尽量避免外出就餐。抛开餐厅的卫生状况不说，大多数餐厅所提供的食物，都会多油、多糖、多盐、多味精，完全与新妈妈的饮食原则相背离。即使新妈妈不得不在外就餐，也要特别注意以下几点：

a 首先要选择环境干净、卫生的餐馆。如果餐馆的卫生不合格，或就餐的人太多，新妈妈容易被各种传染病病原侵袭，还容易受二手烟的毒害。

b 在外就餐，人多热闹，容易调动吃饭的情绪，令胃口大开。新妈妈一定不要吃得太饱，以七八分饱为宜。

c 餐馆的菜一般油放得过多，各种调料用量也多，对新妈妈的健康不利。新妈妈点菜时，应避免点油腻或油炸的菜肴，要吩咐服务员在自己选择的菜里尽量少放点油、盐、糖、味精。

d 清淡的菜式是新妈妈的最佳选择。新妈妈还可以点豆腐、绿叶蔬菜或水果沙拉等。

e 新妈妈最好不要吃肉类凉菜，这类食品在加工、存放的过程中，容易受肝炎病毒及伤寒、痢疾等细菌的侵袭。也应避免吃生的海鲜，如生牡蛎等。

f 新妈妈点饮料时，宜选择酸奶、蔬菜汁、纯果汁等，不宜选可乐、汽水等碳酸饮料，更不宜选择含酒精的饮料。

月子里切忌节食减肥

新妈妈哺乳期间，体重会增加不少。因此，许多新妈妈为了恢复怀孕前的苗条身材，月子里便开始节食减肥。其实，这样做不仅不利于新妈妈的身体康复，而且可能对宝宝的健康造成危害。

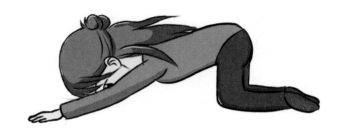

事实上，产后新妈妈所增加的体重，主要是水分和脂肪，如果给宝宝哺乳，这些脂肪根本不够用，还需要从新妈妈身体原来储存的脂肪中动用一些。为了保证宝宝哺乳的需要，新妈妈一定要多吃营养丰富的食物，每天要吸收足够的热量。如果新妈妈产后急于节食，那么哺乳所需的营养成分就会不足，势必要动用大量新妈妈原本储存的营养，这就可能导致新妈妈和宝宝营养缺乏。而且，新妈妈身体恢复也需要营养。因此，新妈妈月子里请千万不要节食。

·幸福叮咛·

新妈妈哺乳期间，可适当增加活动量，做些健美操，以消耗多余热量，切不可盲目节食。新妈妈可以在过了哺乳期后，开始适量节食减肥。

一日饮食方案推荐

产后第6周，新妈妈做了产后健康检查，对自己身体恢复情况有了大致了解。此时，新妈妈饮食依旧要注意品质，做到荤素搭配、营养均衡，不偏食、不挑食。

早　餐	红豆紫米粥
上午点心	马铃薯肉片汤
午　餐	米饭，青椒牛柳，鲢鱼丝瓜汤
下午点心	什锦水果酸奶
晚　餐	海带瘦肉粥
晚上点心	牛奶1杯

🍴 红豆紫米粥

原料 红豆 100 克，紫米 300 克，白糖适量。

做法 ❶ 紫米洗净，倒入清水中浸泡一夜，捞出，控去水分备用。❷ 红豆洗净，放入清水中泡开，捞出，控去水分备用。❸ 锅中加适量清水，倒入泡好的红豆，开小火煮至红豆开花，关火备用。❹ 另取一口锅，倒入泡好的紫米和适量清水，开大火煮沸后改小火继续熬煮。❺ 待米熟后倒入煮好的红豆，继续熬煮，待粥煮好后加适量白糖调味即可。

推荐理由 红豆所含的大量皂角甙和膳食纤维能刺激肠道，具有利尿消肿、润肠通便的作用。紫米是米中珍品，具有补血益气、健肾润肝的功效。这款粥具有补血养肝、排毒养颜、滋阴补肾的功效。

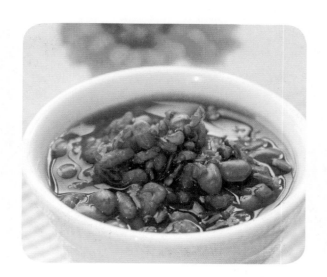

🍴 马铃薯肉片汤

原料 猪里脊肉 50 克，马铃薯 80 克，胡萝卜 10 克，植物油 8 克，盐 3 克，大料 2 克。

做法 ❶ 猪里脊肉切成小片，马铃薯、胡萝卜以滚刀法切成小块备用。❷ 将适量植物油放入锅中烧至七成热，先放入里脊片翻炒，再加入马铃薯、胡萝卜混合翻炒。❸ 待食材均过油后，加水没过，再倒入砂锅，放入大料，加盐调味，继续煮至胡萝卜、土豆软烂即可。

推荐理由 猪里脊肉中蛋白质含量丰富。马铃薯的赖氨酸含量较高，且易被人体吸收利用，脂肪含量较低。这款汤营养丰富，提升免疫力。

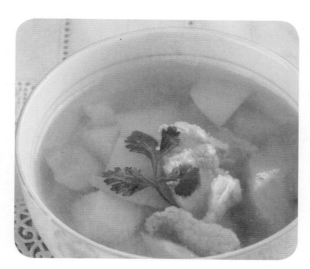

🍴 鲢鱼丝瓜汤

原料 鲢鱼 1 条，丝瓜 300 克，姜 10 克，盐适量。

做法 ❶ 鲢鱼去鳞、去鳃、去内脏，洗净后切成块；丝瓜去皮，洗净后切段；姜洗净切片。❷ 锅中加适量清水，倒入鲢鱼块、丝瓜段和姜片，加适量盐，大火煮沸后改小火炖至食材皆熟即可。

推荐理由 这款汤可通乳、补血，适合气血亏虚所致乳汁不足的新妈妈食用。

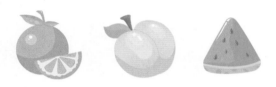

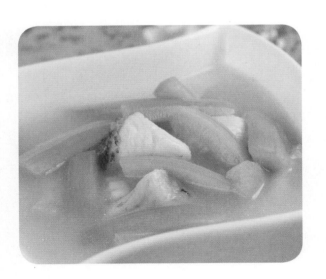

🍴 青椒牛柳

原料 牛里脊 200 克，青椒 100 克，白糖适量，植物油、淀粉、酱油、盐各适量。

做法 ❶ 牛里脊洗净，切条，加淀粉、酱油、白糖腌制片刻；青椒洗净，切成菱形。❷ 锅中加适量植物油，烧至三成热后倒入腌好的牛肉滑熟盛出。❸ 锅中再加适量植物油，烧至五成热时倒入青椒翻炒几下，接着倒入滑好的牛肉条一起翻炒至熟，加芝麻油、盐调味即可。

推荐理由 牛肉属于高蛋白食物，新妈妈食用可以补充身体所需的蛋白质、脂肪、多种脂溶性维生素及矿物质，是强身健体的优质食材。青椒在为新妈妈补充维生素 C 等营养物质的同时，还能增进食欲。这款菜可开胃壮骨。

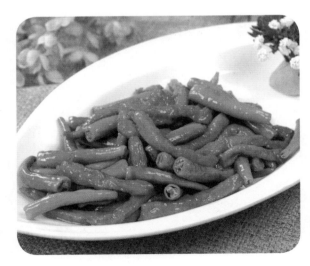

🍴 什锦水果酸奶

原料 火龙果 200 克，木瓜 200 克，香蕉 150 克，酸奶 300 克。

做法 ❶ 火龙果去皮切丁，香蕉剥皮切丁，木瓜去皮切块。❷ 准备一个干净的碗，将各种水果放入其中，再加入酸奶搅拌均匀即可。

推荐理由 经常饮用酸奶可以补充钙质、维生素 C 及其他营养物质，其实酸奶还是缓解便秘的优质食材。火龙果、木瓜中含多种维生素，香蕉是防治便秘的理想食物。这款水果沙拉可强身健体、润肠通便。

🍴 海带瘦肉粥

原料 海带 50 克，猪瘦肉 50 克，粳米 200 克，淀粉、料酒、盐各适量。

做法 ❶ 猪瘦肉洗净、切片，加淀粉、料酒搅拌均匀，腌渍片刻；海带洗净，切块备用。❷ 锅中加适量清水，倒入洗净的粳米，开大火煮沸后倒入腌好的肉片和海带块，改小火熬煮至米熟肉烂，加盐调味即可。

推荐理由 猪瘦肉富含优质蛋白质，所含的血红素和半胱氨酸能改善缺铁性贫血症状。粳米能提高人体免疫功能，促进血液循环。这款粥可补血强身、通便排毒。

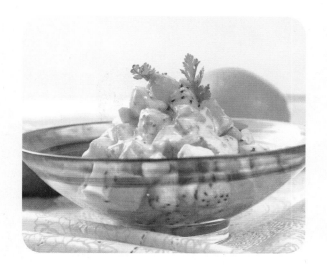

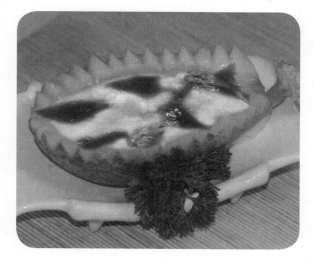

心理调适

不要忽视了新爸爸

秦艳自从当了新妈妈以后，就把全部的精力放在了照顾宝宝身上，对丈夫没有在意，也丢掉了许多以前的兴趣爱好。她虽然意识到自己变得有些琐碎、乏味，但却没觉得有什么不妥。直到一天因小事与丈夫发生了不愉快，丈夫抱怨说："我现在觉得自己越来越不重要了！我也觉得你不再是个妻子，而更像个合格的保姆。"秦艳听了老公的话，起初有些愤怒，但静下心以后她清醒地认识到，一直以来完全忽视了丈夫。

这种情况在生活里很常见。新妈妈爱宝宝无可厚非，但要知道合理平衡，不能忽视自己，也不能忽视丈夫。一个家庭的核心是夫妻，夫妻关系是家庭稳定的前提，也是亲子关系的重要保障。当新妈妈将全部的精力放在宝宝身上的时候，丈夫常常会觉得没有地位、空虚寂寞。长此以往，家庭的根基变得不稳，必然会出现许多问题。

因此，新妈妈产后千万不要忽视了丈夫，而应关心他的思想和生活，尽力保持相互间的温馨和吸引力，努力为宝宝创造一个和睦的家庭环境。

消除性冷淡的心理障碍

身体恢复良好的新妈妈，产后42天以后就可以逐渐恢复性生活了。不过，这时候许多新妈妈常常为性冷淡所困扰。研究发现，心理因素是导致新妈妈产后性冷淡的重要原因。有些新妈妈在分娩时性器官损伤，担心性生活会使伤口感染；有些新妈妈对自己的身材缺乏信心，从心理上排斥性生活；还有些新妈妈将精力全部放在了宝宝身上，也对性生活缺乏兴趣。

改善产后性冷淡，清除新妈妈的心理障碍非常重要。新妈妈平时可以读一些这方面的文章，并与新爸爸多沟通，将自己的担心告诉新爸爸，以取得新爸爸的理解。新爸爸不仅要理解新妈妈，还应该多体贴、关爱新妈妈；在新妈妈没有做好心理准备的时候，不要急着过性生活；性生活时，要多爱抚、动作温柔、节奏缓慢，以新妈妈不感到劳累及不适为宜。

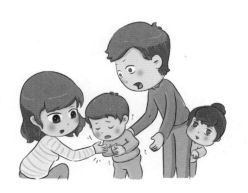

运动保健

产后练习瑜伽好处多

如果新妈妈产后检查状况良好，就可以试着进行一些简单的瑜伽运动。瑜伽不仅可以消除堆积的脂肪，防止乳房下垂，缓解和治疗产后颈椎、腰椎疲劳，改善孕期产生的不良姿势，还能培养平静的情绪，缓解产后抑郁。那么，新妈妈产后练习瑜伽要注意什么呢？

a 练习瑜伽要根据身体的恢复情况，如果顺产的新妈妈身体恢复情况稍差，请产后两个月再练习；剖宫产的新妈妈要等身体完全恢复再练习。

b 新妈妈练习瑜伽时，衣服要宽松舒适。

c 新妈妈要精神集中，动作要缓慢柔和，并配合呼吸。

d 练习瑜伽时，切忌过于紧张，也不要勉强用力。

e 练习前两小时忌进食，否则饱腹时练瑜伽，容易导致腹部绞痛、恶心或呕吐。

f 新妈妈请务必关注身体情况，一旦发现不适，要立即停止。新妈妈练习瑜伽后，不宜立即给宝宝喂奶，请先休息30分钟。此外，新妈妈练习瑜伽，以不累、不勉强为原则，要避免动作过大导致拉伤，倒立、深度扭转等动作不要做。

愉悦身心的床头瑜伽

（瑜伽运动能活络身体，带来心情愉悦。若能每天坚持，可使新妈妈时刻精神饱满。）

◉ 唤醒肌肉

做2~3分钟深呼吸。吸入，使腹部收缩。呼出，感受到鼻息被带到脊椎。

对身体的益处：在准备练习的过程中，能推动氧气在肌肉中流动。

对精神的好处：获得平静安宁的精神状态。

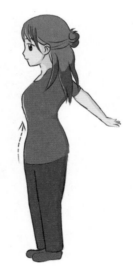

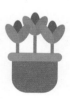

⊛ 增加自信

平躺在床上，双脚并拢，脚趾向前。伸展双臂过头，保持与肩同宽。

顺着指尖伸展双臂，肘部挺直；顺着足尖伸展双腿。保持此种状态10秒，正常呼吸。

对身体的益处：刺激循环和呼吸，改善姿势。

对精神的好处：提高自信，建立对内在力量的感觉。

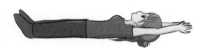

⊛ 提高注意力

平躺在床上，双手搁前，掌心相对。伸手过头，保持掌心相对。屈右腿，单脚抵左腿内侧。不要伸展或压迫你的腿；怎样舒适，便怎样放置。如此保持10秒。

对身体的益处：锻炼肩膀、胳膊和背部。

对精神的益处：建立一个平静、积极的外在形象，提高注意力。

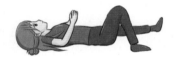

产后瑜伽之船式瑜伽

（船式瑜伽，可促进腹部器官康复，并促进肠胃蠕动，改善新妈妈的消化功能。）

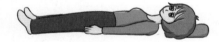

a 仰卧，两腿伸直。两臂平放体侧，掌心向下。

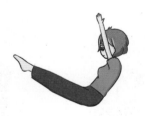

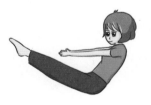

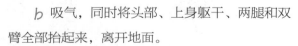

b 吸气，同时将头部、上身躯干、两腿和双臂全部抬起来，离开地面。

c 双臂应向前伸直与地面平行。一边蓄气，一边尽量长久地保持这个姿势，以不勉强费力为准。

d 一边慢慢呼气，一边渐渐地把双腿和躯干还原。

e 放松全身，重复此练习3～5次。

产后瑜伽之猫式瑜伽

（猫式瑜伽，可柔软脊椎骨、强化腹肌血液循环，对于腰酸背痛的新妈妈特别有效。）

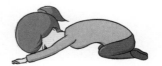

a 身体保持跪姿，双臂向前伸展，双手撑地。

b 慢慢吐气拱背，腹部向内缩起，下巴尽量向内贴近胸部。

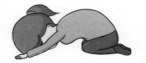

c 将意识停留在自己容易酸痛的部位，屏住呼吸。

d 保持以上动作5～10秒。

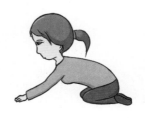

e 然后仰头吸气，再屏住呼吸，5～10秒后放松。

f 至此一套动作完成，反复进行2～3次即可。

g 新妈妈还可以伸个猫式懒腰：趴在地板上，撑开双手，伸直合拢双腿，撅起臀部，像猫拱起脊梁那样拱腰，再放下高翘的臀部，反复10次。可促进全身气血流畅，防治腰酸背痛。

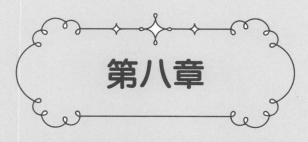

第八章

特效月子餐，美味、健康兼得

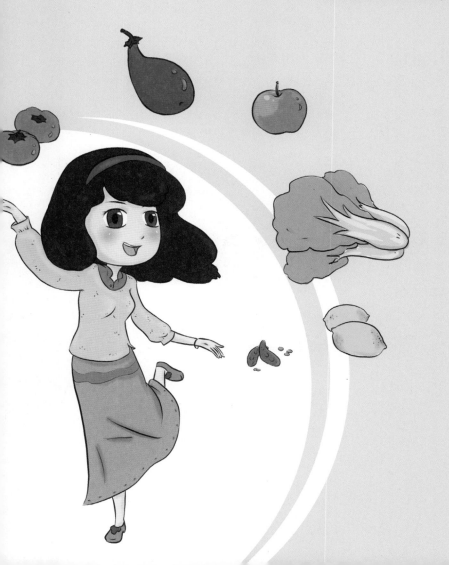

花样主食

🍴 鱼肉小米粥

原料 鱼肉 200 克，小米 100 克，香菜、盐各适量。

做法 ❶ 将鱼肉去骨、去刺、洗净后切成丁，加食盐搅拌均匀，腌制片刻。❷ 香菜洗净后切末，小米洗净后用清水浸泡 30 分钟。❸ 锅中加适量清水，倒入小米和泡米的水熬煮成粥。❹ 待粥熟之后倒入鱼丁，继续煮熟，出锅前撒上香菜末，加适量食盐调味即可。

推荐理由 小米是月子里的补益佳品。鱼肉中含有丰富的优质蛋白质，且脂肪含量低，是新妈妈的良好蛋白质来源。这款粥可养血补虚、健脾利胃。

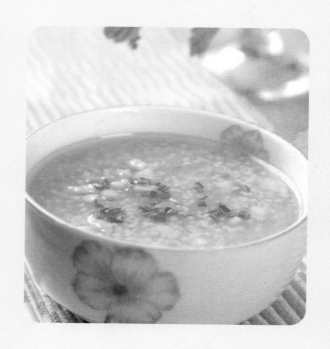

🍴 黄瓜果香粥

原料　黄瓜 100 克，苹果 100 克，粳米 100 克，白糖、盐各适量。

做法　① 苹果洗净，去皮，去核，切丁；黄瓜洗净，切丁备用。② 锅中加适量清水，放入洗净的粳米，大火煮开后改小火煮成粥。③ 将黄瓜丁、苹果丁倒入锅中一起煮熟，加适量白糖、盐调味即可。

推荐理由　苹果、黄瓜和粳米都是富含膳食纤维的健康食材，苹果特有的香气还可以帮助新妈妈稳定情绪，缓解产后抑郁带来的负面情绪。这款粥清香爽口，可开胃通便。

🍴 羊肝胡萝卜粥

原料　羊肝、胡萝卜、粳米各 150 克，蒜末、葱末、姜末、食用油、料酒、食盐各适量。

做法　① 将胡萝卜洗净，切丁；羊肝洗净后切丁，加适量料酒和姜末搅拌均匀，腌渍片刻。② 锅中加适量食用油，烧至四成热后下蒜末炝锅，倒入肝丁，翻炒片刻盛出。③ 锅中加适量清水，倒入洗净的粳米熬煮成粥。④ 将胡萝卜丁倒入锅中焖制 15 分钟，倒入炒好的肝丁，加葱末、食盐调味即可。

推荐理由　补血补气，补肝明目。

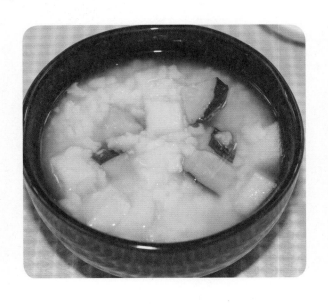

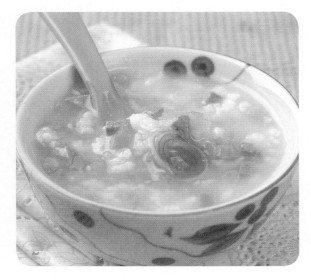

🍴 猪肚薏米粥

原料 猪肚 150 克，薏米 50 克，糙米 50 克。

做法 ❶ 猪肚洗净，切丝；薏米、糙米分别洗净备用。❷ 将猪肚丝、薏米、糙米一同放入锅中，加适量清水，开大火煮开后改小火熬煮成粥即可。

推荐理由 猪肚可补中益气，薏米具有利尿消炎的作用，糙米则含有丰富的膳食纤维。三者共同熬煮成粥具有良好的保健功效，尤其适合新妈妈产后食用。

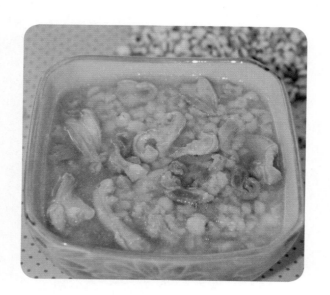

🍴 鳝丝油菜粥

原料 黄鳝 150 克，粳米 150 克，油菜 100 克，香菜、葱、姜各 5 克，食用油、料酒、醋、盐各适量。

做法 ❶ 油菜洗净，切碎；香菜洗净，切段；葱、姜洗净，切末。❷ 黄鳝处理干净后洗净，切丝，加适量葱姜末、料酒、醋、盐搅拌均匀，腌渍片刻。❸ 锅中加适量清水，倒入洗净的粳米，开大火煮沸后改小火熬煮至熟。❹ 将鳝丝和油菜倒入锅中，继续煮至沸腾，加适量香菜、食用油、盐调味即可。

推荐理由 气血双补，壮骨强身。

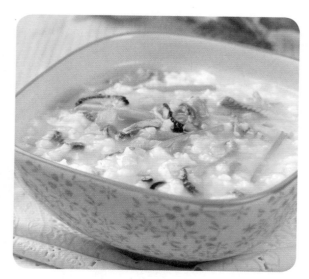

营养菜肴

🍽 三色菠萝鸡

原料 菠萝 200 克，鸡胸肉 300 克，黄瓜 50 克，红柿子椒 20 克，西红柿酱、水淀粉、白糖、香油、食用油、醋、盐各适量。

做法 ❶ 菠萝去皮，洗净，切片；黄瓜洗净，切片；红柿子椒洗净，切丁；鸡胸肉洗净，切片，加盐、水淀粉腌渍。❷ 锅中加适量食用油，烧至四成热后倒入菠萝片、黄瓜片、红椒丁和醋、白糖、西红柿酱、盐一起翻炒至亮红色。❸ 将腌渍好的鸡片倒入锅中，加适量水淀粉勾芡，翻炒熟装盘，淋上适量香油即可。

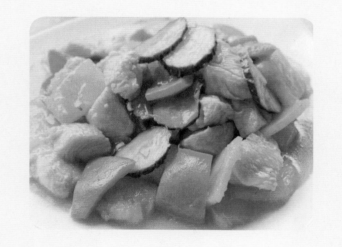

推荐理由 鸡肉是补虚养身的食疗佳品。菠萝含有丰富的多种维生素和矿物质，可开胃健脾、明目消食。这款菜有助于提高新妈妈的食欲，促进产后身体恢复。

🍴 凉拌鸭杂

原料 鸭肝 150 克，鸭心 150 克，葱、姜、香菜各 5 克，酱油、盐适量。

做法 ❶ 鸭心洗净、切片；鸭肝洗净、切片；葱、姜、香菜洗净、切末。❷ 碗中放入少许温水、葱姜末和适量酱油、盐，搅拌均匀制成调味汁备用。❸ 锅中加适量清水，煮沸后分别倒入鸭心片、鸭肝片焯熟，捞出放入调味汁中，浸泡入味后捞出装盘，撒上香菜末即可。

推荐理由 鸭心营养价值很高，含有大量蛋白质、维生素和矿物质，新妈妈食用可养心安神。鸭肝富含的脂溶性维生素和色氨酸具有安眠镇定的功效。这款菜可安神镇静、补血养肝。

🍴 青豆炒兔丁

原料 兔肉 250 克，青豆 150 克，香菇 50 克，姜 5 克，食用油、水淀粉、酱油、盐各适量。

做法 ❶ 兔肉洗净，切丁；青豆剥壳，洗净；香菇洗净，切丁；姜洗净、切末。❷ 锅中加适量食用油，烧至四成热后倒入兔丁炒至九分熟，盛出备用。❸ 锅中加适量食用油，烧至四成热后倒入青豆，翻炒至熟，倒入兔丁、香菇丁、姜末，加适量酱油和盐调味，最后用水淀粉勾芡即可。

推荐理由 缓解疲劳，安眠镇静，改善情绪，健脑益智。

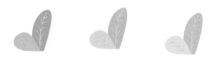

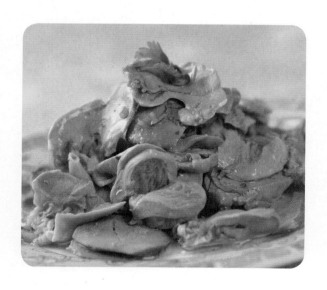

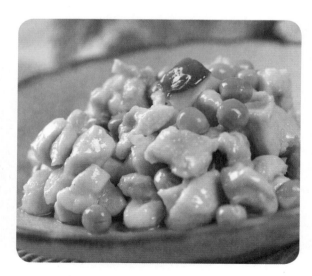

🍽 油菜烩猴头菇

原料 猴头菇300克，油菜300克，葱、姜各6克，食用油、酱油、白糖、水淀粉、蚝油、盐各适量。

做法 ❶ 猴头菇洗净，切片；油菜洗净；葱洗净，切葱花；姜洗净，切片。❷ 锅中加适量食用油，烧至四成热后倒入油菜，加适量食盐，翻炒至熟，盛出备用。❸ 锅中加适量食用油，烧至四成热后下姜片炝锅，倒入猴头菇翻炒片刻，加少许清水，熬煮10分钟，加适量白糖、酱油、蚝油、盐调味，倒入水淀粉勾芡，撒上葱花，开小火略煮，盛出倒在油菜上即可。

推荐理由 提高免疫力，预防便秘。

🍽 鸡杂四季豆

原料 四季豆150克，鸡心50克，鸡肝50克，香菇50克，姜10克，食用油、水淀粉、盐各适量。

做法 ❶ 四季豆洗净，切段；香菇洗净，切片；姜洗净，切末。❷ 鸡心、鸡肝洗净后分别切片，加姜末搅拌均匀，腌渍片刻，放入清水中洗净，捞出控去水分。❸ 锅中加适量食用油，烧热后倒入四季豆段，翻炒至熟盛出。❹ 锅中加适量食用油，烧热后倒入鸡心片、鸡肝片和香菇片，翻炒片刻，倒入炒熟的四季豆，加适量盐调味，用水淀粉勾芡即可。

推荐理由 安神补虚，健脾开胃。

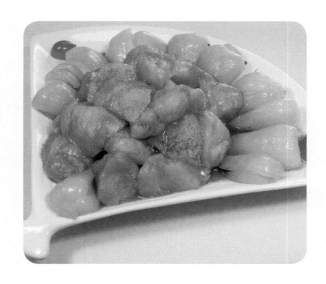

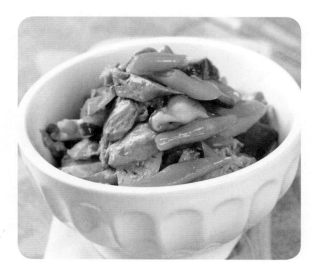

🍴 火龙果炒虾仁

原料 火龙果 200 克，虾 200 克，鸡蛋清 50 克，芹菜 50 克，食用油、淀粉、盐各适量。

做法 ❶ 虾洗净，去皮，加入少许食盐，腌渍片刻，然后沥去水分；火龙果洗净，去皮，切片；芹菜洗净，切段。❷ 准备一个干净的大碗，放入虾、鸡蛋清、淀粉，顺时针搅拌均匀后加入食用油，用手抓匀后放置 10 分钟。❸ 锅中放适量食用油，烧至三成热时倒入虾，用筷子顺时针搅拌，待虾变色即可捞出控油。❹ 锅中再加少许食用油，烧至三成热时下芹菜段、火龙果片翻炒几下，然后倒入炸好的虾一起翻炒片刻即可。

推荐理由 养血护目，补钙通便。

🍴 锅塌肉豆腐

原料 豆腐 500 克，五花肉 100 克，鸡蛋 50 克，葱、姜各 5 克，食用油、酱油、水淀粉、盐各适量。

做法 ❶ 五花肉洗净，剁成末；鸡蛋打散制成蛋液；葱、姜洗净，切丝；豆腐洗净，切片。❷ 取一片豆腐，抹上肉末，另取一片豆腐盖在上面，依次制作剩下的豆腐片。❸ 鸡蛋打散，加水淀粉、盐一起搅拌均匀，制成蛋糊备用。❹ 锅中加适量食用油，烧至四成热后放入蘸满蛋糊的豆腐片，煎至两面呈浅黄色后下葱姜丝，加少许清水、酱油、盐，盖上锅盖，将汁收干即可。

推荐理由 补钙壮骨，开胃健体。

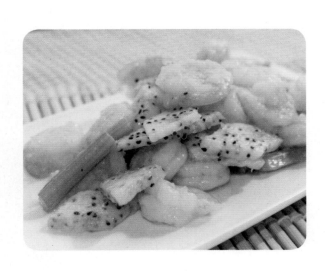

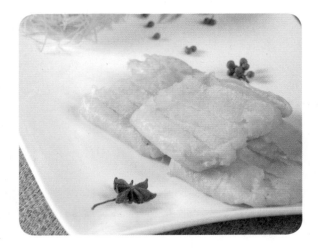

养生汤羹

🍴 芦笋丝瓜肉片汤

原料　丝瓜 300 克，芦笋 150 克，猪瘦肉 150 克，胡萝卜 100 克，草菇 100 克，姜 20 克，盐适量。

做法　❶ 丝瓜去皮，洗净，切块；胡萝卜去皮，洗净，切块；草菇洗净，切片；猪瘦肉洗净，切片；芦笋去皮，洗净，切段；姜洗净，切片。❷ 锅中加适量清水，倒入切好的各种食材，开大火煮沸后改小火熬煮 1 小时，加适量盐调味即可。

推荐理由　芦笋享有"蔬菜之王"的美称，多种氨基酸、蛋白质和维生素的含量均高于一般水果和蔬菜，特别是芦笋中的天冬酰胺和硒、铬、锰等微量元素能够提高身体免疫力。丝瓜中含防止皮肤老化的 B 族维生素及增白皮肤的维生素 C，能保护皮肤、消除色斑，使皮肤洁白、细嫩。这款汤不仅能补益身体，还可美容养颜。

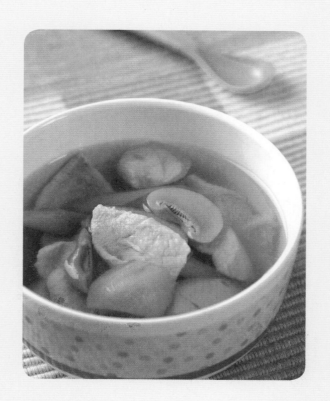

枸杞猪肝汤

原料 枸杞 100 克，猪肝 200 克，姜 10 克，盐适量。

做法 ❶ 枸杞洗净；姜洗净，切片；猪肝洗净，切片。❷ 锅中放适量清水，加枸杞、姜片大火煮沸。❸ 加入猪肝小火炖熟，最后加盐调味即可。

推荐理由 养肝补血、清热明目。

蛤蜊蛋花汤

原料 蛤蜊 250 克，鸡蛋 100 克，黑木耳 50 克，冬笋 25 克，料酒、盐各适量。

做法 ❶ 鸡蛋打散制成蛋液；锅中加适量清水，煮沸后倒入蛤蜊，煮至贝壳张开，捞出、取肉，洗净备用。❷ 黑木耳洗净、切丝；冬笋洗净、切片；锅中加适量清水，倒入黑木耳丝、冬笋片，加适量料酒和食盐调味，煮沸。❸ 将蛤蜊肉倒入锅中，倒入蛋液制成蛋花，稍煮即可。

推荐理由 补脑益智，滋阴补虚，改善心情。

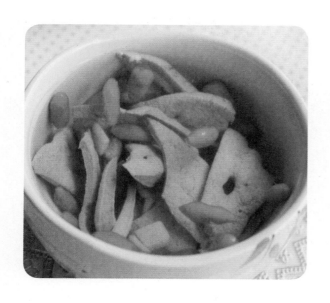

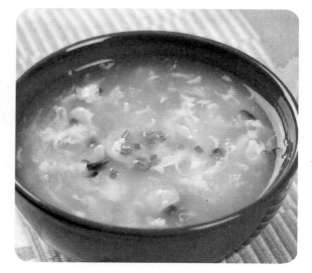

阿胶牛肉汤

原料 阿胶15克，牛肉200克，姜、葱、盐各适量。

做法 ❶ 牛肉去筋，洗净，切片。❷ 砂锅中放适量清水，放入牛肉、姜、葱大火煮沸，改小火炖30分钟。❸ 放入阿胶继续炖煮，至熟烂后，加适量盐调味即可。

推荐理由 阿胶具有补血滋阴的作用。牛肉是受人欢迎的食材之一，具有低脂肪、补中益气、滋养脾胃的功效。这款滋补药膳可滋阴养血、温中健脾。

香蕉冰糖陈皮汤

原料 香蕉2根，陈皮1片，冰糖适量。

做法 ❶ 香蕉去皮，香蕉肉的两端有结者去掉，每个香蕉切成5段。❷ 陈皮温水浸泡，再用清水洗净，切丝。❸ 将陈皮放入锅内，加适量清水，用大火煲至水开，放入香蕉再煲沸，改用小火煲10分钟。❹ 最后加入冰糖，煲至冰糖溶化即可。

推荐理由 陈皮可理气健脾、化痰燥湿，香蕉有良好的通便效果。这款汤甜而糯软，润肺止咳、润肠通便。

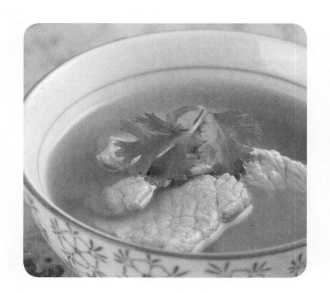

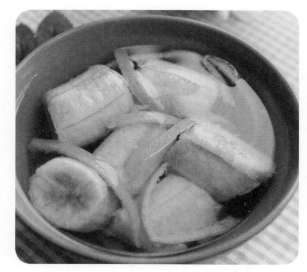

🍽 豆香南瓜汤

原料 豆浆 300 毫升，南瓜 200 克，百合 50 克。

做法 ❶ 百合洗净，放入清水中浸泡一夜；南瓜洗净，去皮，去瓤，切块。❷ 锅中加适量清水，倒入南瓜块和百合，开大火煮沸后改小火熬煮至南瓜熟烂，倒入豆浆，继续煮沸即可。

推荐理由 豆浆富含优质蛋白、氨基酸、多种维生素和矿物质。南瓜所含的果胶能保护胃黏膜，此外南瓜所含的其他营养物质还可促进胆汁分泌，有益于人体消化食物，所含的胡萝卜素可以有效明目。这款汤可补益身体、明目开胃。

🍽 木瓜排骨汤

原料 木瓜 200 克，排骨 500 克，葱、姜、料酒、盐各适量。

做法 ❶ 将木瓜去皮、去籽、切块；排骨切块，用热水烫一下去腥。❷ 锅中水煮滚，放入排骨、木瓜、葱、姜、料酒，用小火炖煮 3 小时。❸ 撒入盐调味即可。

推荐理由 木瓜营养丰富，含有丰富的木瓜酵素和维生素 A。木瓜与排骨搭配，木瓜中的木瓜酵素可分解肉排骨中的蛋白质，促进身体对蛋白质的吸收。这款汤滋味鲜美，非常适合月子里的新妈妈食用。

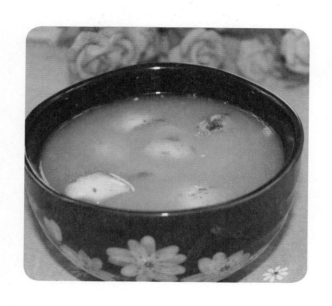

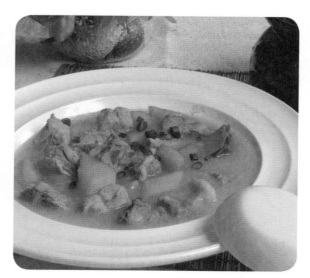

健康点心

🍴 玉米鸡蛋饼

原料 嫩玉米粒 200 克，鸡蛋 100 克，面粉、食用油各适量。

做法 ❶ 嫩玉米粒洗净，倒入搅拌机中搅碎备用。

❷ 鸡蛋打入搅好的玉米碎中，加入面粉，搅拌均匀。

❸ 平底锅中加食用油，烧至七成热时倒入玉米鸡蛋糊，两面煎熟即可。

推荐理由 玉米含有碳水化合物、蛋白质、脂肪及胡萝卜素、维生素 B_2、维生素 C、维生素 E 等多种维生素，与鸡蛋、面粉搭配营养更丰富。这款玉米饼可补钙壮骨、明目益智。

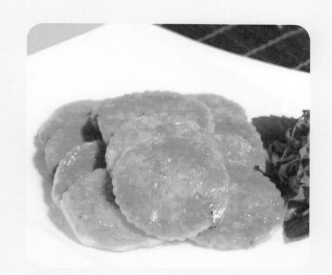

🍽 香煎南瓜饼

原料 南瓜 100 克，面粉 200 克，红豆沙 80 克，白糖 5 克，食用油适量。

做法 ❶ 南瓜洗净后切块，放入蒸锅中蒸熟，取出放凉后去掉外皮，放在碗中压成糊状，加入面粉、白糖，搅拌均匀后再次放入蒸锅中蒸熟。❷ 准备一个干净盆，在里面抹上一层食用油，放入蒸熟的南瓜面团，放凉后将其制成大小相等的小南瓜团。❸ 将南瓜团压扁呈圆形，包入红豆沙后再将其压成小圆饼；平底锅中放适量食用油，稍微加热后逐个放入南瓜饼，来回翻动煎至两面焦黄即可。

推荐理由 开胃健脾，补虚养身。

🍽 四仁香甜包

原料 核桃 100 克，花生 100 克，葵花子 50 克，芝麻 50 克，面粉 500 克，植物油、白糖、酵母各适量。

做法 ❶ 面粉中加适量清水、白糖、酵母，和成面团发酵；各种果仁洗净晾干。锅中加适量植物油烧热，分别放入花生、核桃、葵花子炸熟，捞出放凉，切碎备用。❷ 将芝麻、花生碎、核桃碎、葵花子碎放入碗中，加适量白糖、植物油、面粉一起搅拌均匀，制成馅料。将发酵好的面团放在案板上，制成剂子，擀成包子皮，包入馅料，放入蒸锅中蒸熟即可。

推荐理由 补虚强身，健脾益胃。

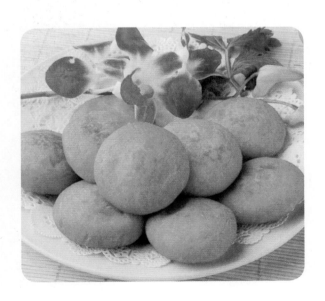

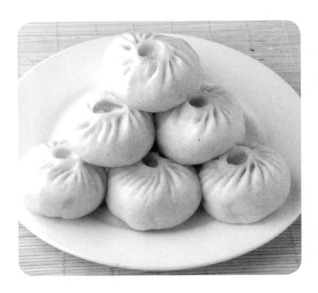

洋葱鱼蛋饼

原料 鸡蛋100克，鱼肉50克，洋葱20克，黄油、西红柿酱各适量。

做法 ❶ 将洋葱洗净后切成末，鸡蛋打散制成蛋液备用。❸ 鱼肉去刺放入清水煮熟，然后剁成末。❹ 将鱼肉末、洋葱末一起放入蛋液中搅拌均匀。❹ 平底锅中加适量黄油，烧热后倒入蛋液，摊平成饼状，两面煎至金黄后淋上西红柿酱即可。

推荐理由 营养丰富，尤其适合产后身体虚弱的新妈妈食用。

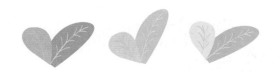

竹笋火腿鲜蒸饺

原料 竹笋100克，火腿100克，五花肉200克，面粉400克，葱20克，香油、盐各适量。

做法 ❶ 面粉用少许热水搅拌成面絮，再加入少许凉水，揉成面团；火腿切丁；竹笋洗净，切丁；葱洗净，切葱花。❷ 五花肉洗净，剁成末，加香油、盐和少许清水，搅拌均匀，然后倒入竹笋丁、火腿丁、葱花，拌匀，制成馅料。❸ 将面团揉好后制成剂子，擀成饺子皮，包入馅料，放入蒸锅中蒸熟即可。

推荐理由 开胃通便。

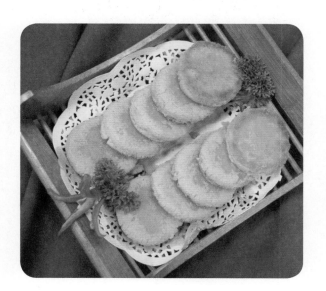

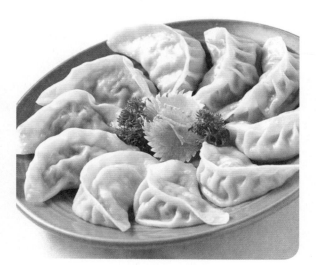

滋补药膳

当归土鸡汤

原料 土鸡1只，当归20克，花生、红枣、黑木耳、姜片、盐各适量。

做法 ① 土鸡处理干净，切块；锅内加适量清水，倒入鸡块焯掉血水捞出。② 将鸡块放入高压锅内，加适量水，加入当归、花生、红枣、黑木耳、姜片一起炖。③ 半小时后即可关火，食时加适量盐调味即可。

推荐理由 当归可补血活血，改善心脏功能，还有安神、镇痛、消炎作用。土鸡肉质细嫩、营养丰富。这款滋补药膳鲜香怡人，可增强体质、补血润燥、散寒止痛。

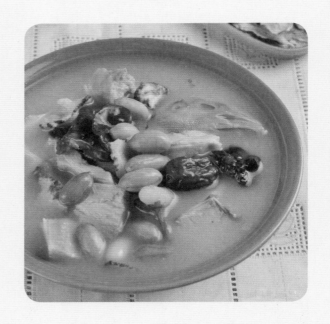

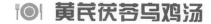 黄芪鲈鱼汤

原料 鲈鱼1条，生黄芪20克，姜、葱、醋、黄酒、盐各适量。

做法 ❶ 鲈鱼去鳞、鳃和内脏，洗净备用。❷ 黄芪加冷水浸泡半小时，大火煎沸后改小火煎20分钟，去渣取汁。❸ 将鲈鱼、葱、姜、醋、黄酒、盐一起加入装有黄芪汁的锅中煮至熟即可。

推荐理由 黄芪可补气固表、利尿脱毒。黄芪与营养丰富的鲈鱼一起煲汤，可补中益气，改善产后消化不良、多汗水肿、心慌气短等症状。

黄芪茯苓乌鸡汤

原料 黄芪20克，党参15克，当归15克，桂圆6克，茯苓15克，枸杞15克，乌鸡1只，盐适量。

做法 ❶ 黄芪、党参、当归、桂圆、茯苓、枸杞分别洗净，装入药袋；乌鸡宰杀后，洗净，连骨切块。❷ 上述材料一同放入砂锅内，加适量水，小火煮50分钟。❸ 取出药袋，加盐调味即可。

推荐理由 黄芪、党参、当归、茯苓、枸杞等均是产后补益佳品。这款滋补药膳可滋阴养血、宁心安神、益脾开胃、利水消肿、补益元气。

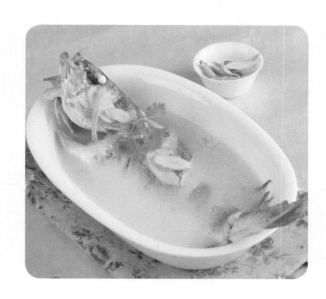

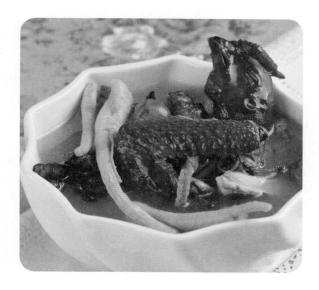

🍽 党参栗子煲排骨

原料 党参 20 克，栗子 10 粒，红枣 6 粒，排骨 300 克，盐适量。

做法 ❶ 栗子用热水浸泡 10 分钟，去衣；党参、红枣洗净，红枣去核；排骨洗净，氽水捞起。
❷ 将适量水倒入砂锅中烧开，放入所有材料大火煮沸，转小火煲一个半小时，最后加盐调味即可。

推荐理由 党参可补中益气、健脾益肺。党参与栗子、红枣、排骨一起煲汤，可健脾益气、补肾养血，尤其适合产后疲劳、贫血、面色无华的新妈妈食用。

🍽 淮山羊肉汤

原料 羊肉 500 克，淮山药(干)50 克，姜 10 克，葱 15 克，黄酒、盐各适量。

做法 ❶ 羊肉洗净，略划几刀，入沸水焯去血水；葱、姜洗净，葱切成段，姜拍破；淮山药用清水浸透，切成 2 厘米厚的片。❷ 将羊肉、淮山药放入砂锅内，加适量清水，用大火烧沸，撇去浮沫，放入葱、姜、黄酒，转小火炖至羊肉酥烂，捞出羊肉晾凉。将羊肉切片，装入碗内，再将原汤除去葱、姜，加适量盐调味，连淮山药一起倒入羊肉碗内即可。

推荐理由 补脾益肾、温中暖下。

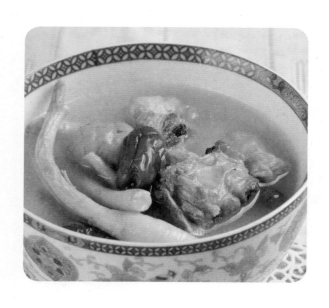

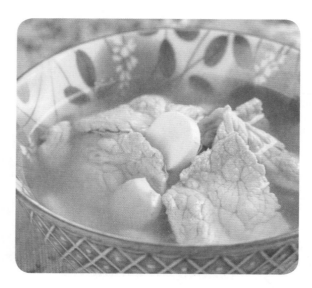

🍴 甘草红薯鱼丸汤

原料 生甘草20克，鱼丸200克，红薯1根，葱、姜、盐各适量。

做法 ❶ 红薯去皮，洗净，切块。❷ 锅中放适量清水，加甘草、姜大火煮沸，转小火煲20分钟。❸ 加入鱼丸和葱段，转旺火煮沸，继续煲15分钟；最后加盐调味即可。

推荐理由 生甘草可清热解毒、调和药性，红薯是通便的好食材。这款滋补药膳可清热解毒、补气强身、防治便秘。

🍴 枸杞杜仲腰花汤

原料 猪腰2个，杜仲10克，枸杞5克，葱、姜、盐各适量。

做法 ❶ 猪腰处理干净，切成小块，浸泡在清水中去掉腥臭味。❷ 杜仲、枸杞洗净，与猪腰、葱、姜一起放入锅中，加适量清水炖煮。❸ 猪腰熟后，加适量盐调味即可。

推荐理由 杜仲对于产后体虚腰痛、骨质疏松有很好的预防作用，猪腰可补肾利尿。这款滋补药膳可补肾健腰、强壮筋骨。

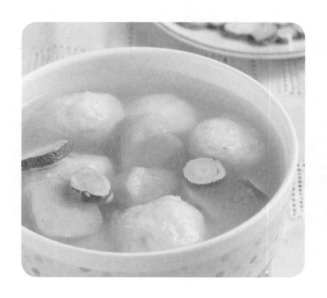

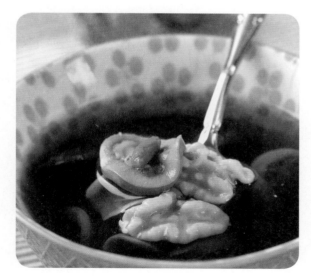

催乳宝典

🍴 通草枸杞鱼汤

原料 鲫鱼1条，通草3克，枸杞3克，黑芝麻油20毫升，姜15克，盐适量。

做法 ❶ 鲫鱼处理干净，切块。❷ 大火热锅，倒入黑芝麻油，以小火把姜炒成金黄色。❸ 放入鲫鱼，煎至鱼皮上色，加适量水炖煮。❹ 再加入通草，待鱼肉熟烂后，加入枸杞，稍煮加盐调味即可。

推荐理由 通草通行经络、通乳下水。通草与鲫鱼或猪蹄一起煲汤，可补肝肾、益脾胃，还有较好的催乳效果。

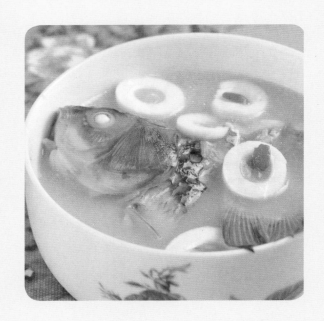

🍴 黄豆炖猪蹄

原料　黄豆 100 克，猪蹄 300 克，姜 10 克，葱 10 克，香菜 10 克，盐适量。

做法 ❶ 黄豆洗净；猪蹄洗净，划上花刀；葱洗净切段，姜洗净切片，香菜洗净切段。❷ 砂锅中加适量清水，放入猪蹄、黄豆、葱段、姜片，加适量盐调味，大火煮沸后改小火熬煮至猪蹄熟烂，放入香菜段点缀即可。

推荐理由　黄豆和猪蹄中含有丰富的蛋白质及胶原蛋白。这款汤可滋阴养血，尤其适合乳汁不足的新妈妈食用。

🍴 芝麻奶香粥

原料　鲜牛奶 200 克，粳米 100 克，黑芝麻 25 克，白糖少许。

做法 ❶ 粳米洗净，倒入清水中浸泡 30 分钟备用。❷ 锅中加适量清水，倒入粳米，大火煮沸后改小火熬煮成粥。❸ 鲜牛奶倒入锅中，改中火煮沸，加适量白糖调味，最后撒上黑芝麻即可。

推荐理由　黑芝麻不仅具有补肝肾、益精血、润肠燥的功效，而且是很好的催乳食材。牛奶中含有丰富的钙质，是月子里的补益佳品。这款粥可安神补虚、补钙通乳。

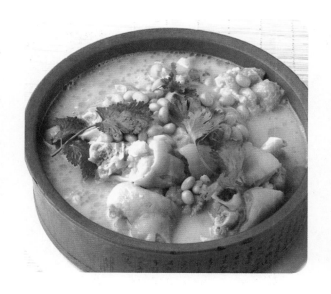

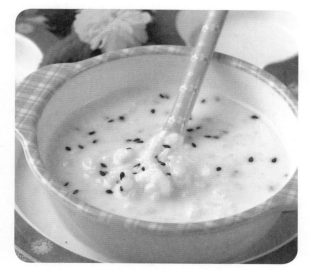

🍴 木瓜花生大枣汤

原料 木瓜 500 克，花生 150 克，大枣 6 粒，冰糖适量。

做法 ❶ 木瓜去皮、去核、切块，花生、大枣洗净。❷ 锅中放适量清水，加木瓜、花生、大枣、冰糖一起旺火炖煮。❸ 待沸腾后，改小火煲 2 个小时即可。

推荐理由 补益身体，活血通乳。

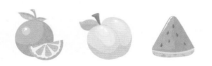

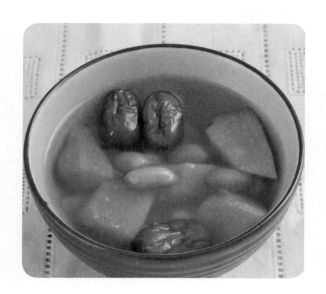

🍴 豌豆粥

原料 粳米 100 克，豌豆 50 克。

做法 ❶ 粳米洗净，加适量清水煮粥。❷ 待粥沸腾后，放入洗净的豌豆，继续煮至粥熟豆烂即可。

推荐理由 豌豆又称青小豆，含磷十分丰富，每 100 克豌豆含磷约 400 毫克。豌豆粥不仅有利小便、生津液、解疮毒、止泻痢等功效，还具有良好的通乳作用。

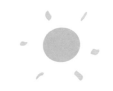

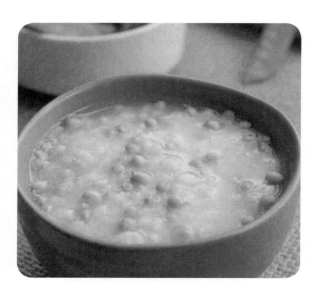

🍴 猪蹄茭白汤

原料 猪蹄 250 克，茭白 100 克，葱段、姜片、盐各适量。

做法 ❶ 猪蹄处理干净，茭白洗净、切片。❷ 锅中放适量清水，放入猪蹄、葱段、姜片，旺火煮沸，撇去浮沫，改小火炖至猪蹄酥烂。❸ 放入茭白，继续煮 5 分钟，加盐调味即可。

推荐理由 猪蹄和茭白都是催乳的好食材，一起煮汤不仅益髓健骨、强筋养体、生精养血，还能有效促进乳汁分泌。

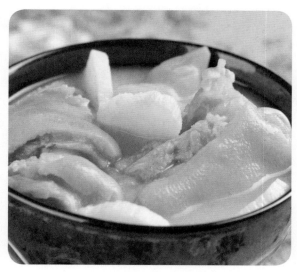

🍴 莴笋鲫鱼汤

原料 莴笋 300 克，鲫鱼 1 条，姜片、食用油、盐各适量。

做法 ❶ 莴笋去皮，洗净，切块；鲫鱼处理干净。❷ 锅中放适量食用油，烧热后下鲫鱼，煎至两面微黄，放适量清水、姜片、莴笋一起炖煮。❸ 加盖煮约 1 小时后，加适量盐调味即可。

推荐理由 莴笋和鲫鱼都是催乳的好食材。这款汤既不燥热又清润补益，具有补脑益智、通乳下乳的功效。

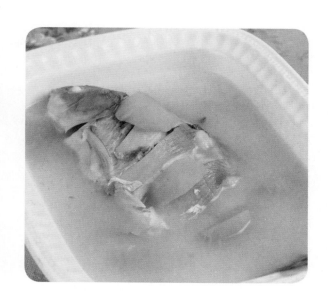

🍴 黄花菜炖肉

原料 黄花菜 300 克，猪瘦肉 100 克，葱段、姜片、酱油、盐各适量。

做法 ❶ 黄花菜洗净，猪瘦肉洗净、切薄片。❷ 锅中放入适量清水，加黄花菜、瘦肉、葱段、姜片、酱油一起炖煮。❸ 加盖煮约 1 小时后，加适量盐调味即可。

推荐理由 黄花菜又叫金针菜，营养丰富，每 100 克干品含蛋白质约 14 克，几乎与肉类相近，还含有丰富的维生素。黄花菜与猪瘦肉一起炖煮，具有清热、利尿、止血、下乳等功效。

🍴 虾仁豆腐

原料 嫩豆腐 200 克，虾仁 50 克，胡萝卜 50 克，姜片、食用油、盐各适量。

做法 ❶ 虾仁洗净，胡萝卜洗净、切片，豆腐洗净、切块。❷ 锅中放适量食用油，烧热后下姜片炝锅，放胡萝卜稍炒。❸ 锅中放适量清水，加豆腐块、虾仁一起炖煮，最后加适量盐调味即可。

推荐理由 这款菜鲜香细嫩，不仅能补益身体，还具有较好的催乳效果。

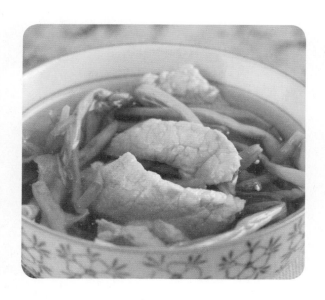

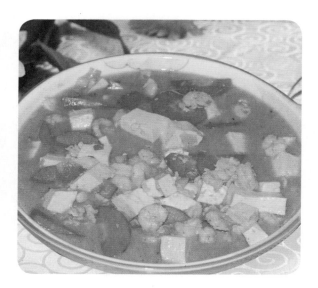